"이 세상에서 가장 소중한 당신의 뇌가

건강하고 행복하고 평화롭기를 바라며

이 책을 선물합니다."

님께

드림

이 책에 보내 온 찬사

나는 각종 교육문제를 해결할 열쇠가 바로 '뇌교육'에 있다고 보고, 그 가능성에 주목해왔다. 무엇보다 우리 내면의 자신감, 근본적이고 지속적인 변화를 이끌어내는 '뇌교육'이 우리나라의 교육이념인 '홍익인간' 정신에 기반을 두고 있다는 것이 내 가슴을 뛰게 했다. 이 책은 우리 교육이 학생들에게 심어주어야 할 자신감, 열정, 원대한 꿈을 일깨워주고 있으며, 그 실천적인 방법으로 에너지를 건강하게 바꾸어주는 '뇌파진동'을 제시하고 있다. 이 땅의 모든 교사들과 학부모님들께 이 책을 필독서로 권한다.
― 설동근 · 부산광역시 교육감

나를 키운 것은 8할이 학생잡지였다. 어린 시절 잡지를 읽으며 과학 너머, 인간의 감각과 의식 저편에 대해 관심을 갖게 됐다. 세상사의 쳇바퀴를 따라 열심히 돌면서도 틈틈이 현상을 변화시키고 만물을 존재하게 하는 보이지 않는 뭔가에 대해 생각했다. 이 책은 우주 만물의 존재방식을 파동으로 보고, 에너지와 물질의 변환 원리를 한국 고유의 선도에 바탕을 둔 '뇌파진동'으로 아주 쉽게 설명했다는 장점이 있다. 더욱이 개개인의 건강 증진과 잠재능력 개발에도 실질적인 도움을 준다는 데 이 책의 매력이 있다.
― 김세원 · 고려대 국제대학원 초빙교수, 전 동아일보 파리특파원

매일 각종 정보, 온갖 잡다한 걱정과 생각을 밀어 넣고 수시로 잔머리를 굴리면서도 어느 곳에서 뭘 하는지조차 신경 쓰지 않았던 나의 뇌. 〈뇌파진동〉을 읽고서야 내 영혼과 정신의 주체인 뇌를 발견했고, 스스로 뇌의 주인임을 선언하게 됐다. 이젠 더 이상 화장이나 옷 등으로 대문 단장에 신경 쓰지 않고, 집안의 보물인 내 뇌를 잘 다스려 진정한 평화와 기쁨을 누리고 싶다.
― 유인경 · 경향신문 선임기자

데카르트가 말했다. 모든 것을 회의했지만 회의하는 주체인 나 자신만은 회의할 수 없었다고. 뇌가 바로 그렇다. 사고의 주체인 뇌는 나 자신이지 다른 무엇이라고 생각해본 적이 없다. 손이나 발 등 자신의 몸에서 어느 하나 중요하지 않은 것이 없다. 그러나 이 모든 것을 제어하는 나 자신이 바로 나의 뇌라는 것은 생각해 본 적 없지만 부인할 수 없는 절대 진실이다. 이 책은 '도리도리' 등 젖먹이 때부터 시작했던 가장 기본적인 운동에서 시작해 명상, 호흡, 보법 등 다양한 뇌 단련 프로그램을 소개한다. 볼테르가 그랬다. 모르면 믿으라고. 컴퓨터 앞에 앉아 지쳤을 때 이 책에서 제시한 초보적인 몇 가지만 따라 해도 효과가 적지 않다.

— 김승현 · 문화일보 문화부장

인간이 질병, 고통, 갈등에서 벗어나서 몸과 마음이 함께 건강하고, 평화롭게 살 수 있도록 하는 가르침들이 인류 역사에는 가득하다. 그것은 많은 철학, 사상, 종교가 지향하는 목표다. 그럼에도 불구하고 대다수의 인류는 그 가르침의 혜택을 입지 못하고 있고, 그래서 인간 세상은 여전히 가시밭길이요, 지뢰밭길이다. 일지 이승헌 총장의 '뇌파진동' 이 이러한 상황을 크게 바꾸게 될 것임이 명료하게 보인다. — 신희섭 · 한국과학기술연구원 신경과학센터장, 제1호 국가과학자

'뇌파' 와 '진동', 두 단어가 결합된 합성어에 처음엔 조금 의아했다. 그러나 독자들에게 뇌 작용 원리를 이해할 수 있도록 이끌면서 펼쳐 보인 뇌파진동의 세계는 저자의 이력만큼이나 독특하고 흥미로웠다. 초보자인 내가 보기에 뇌파진동은 단지 '흔들면 되는' 참 쉬운 명상법이다. 뇌의 원리를 연구하는 뇌과학자들도 명상에는 많은 관심을 가지고 있다. 연구를 하기 위해서 뇌를 많이 사용할 뿐만 아니라, 많은 시간을 연구실에서 보내는 연구자에게 명상은 건강관리법으로도 아주 제격이다. 더구나 뇌에 집중해서 무한히 자신을 개발하는 뇌파진동은 연구자인 나의 관심을 사로잡는다.

— 오태광 · 과학기술부 21세기 프런티어 미생물유전체 사업단장

모든 사람들이 '뇌'를 잘 활용하여 건강, 행복, 평화를 영위하도록 하겠다는 이승헌 총장의 신념 어린 연구가 결실을 맺어 책으로 출간되어 기쁘다. 〈뇌파진동〉이 전 국민 필독서가 되어 우리나라가 세계에서 뇌를 제일 잘 활용하는 두뇌강국이 되기를 바란다. 아울러 한국의 정신문화가 세계인들에게 건강과 평화의 희망을 주기를 바란다.
— 이상수 · 전 노동부 장관, 수필가

어떻게 하면 머리가 좋아질 수 있을까? 이 물음에 대한 답으로 〈뇌파진동〉을 권하고 싶다. 이 책을 통해 우리는 즐거운 상상, 샘솟는 창의를 경험하게 될 것이다. 사람은 누구나 무한한 능력을 가지고 있다. 다만 이것을 끄집어 내지 못할 따름이다. 자신이 가진 잠재능력의 15퍼센트도 발휘하지 못하고 생을 마감하는 경우가 허다하다고 한다. 뇌파진동은 잠든 능력을 깨우고, 상상력과 창의력을 북돋아줄 것이다. 뇌파진동은 자신이 꿈꾸는 세상으로 들어가는 열쇠가 될 것이다.
— 김재윤 · 국회의원, 문화관광위원회 위원

미래사회를 주도할 인재를 육성하기 위해 우리 교육계에는 혁신적인 변화가 필요하다. 많은 교육방법론들 속에서 뇌교육에 큰 관심을 갖게 된 것은, 일지 이승헌 총장이 모교인 우리 학교를 50년 만에 방문하면서부터였다. 세계를 감동시킨 뇌교육이, 이를 주창한 저자의 모교에 적용되어 초석을 다졌으면 하는 바람으로 이 책을 읽었다. '선택하면 이루어진다', '나는 내 뇌의 주인이다' 같은 문구들은 강렬하게 내 뇌파를 진동시켰다. 지금까지의 내 삶 전 영역에 견주어보니 금과옥조의 명구였다. 무엇보다 훌륭한 것은 단순한 방법으로 모든 사람들이 쉽게 접근하는 지름길을 제시한 점이다. 뇌교육의 핵심이 뇌파진동에 있었다. 진정한 전인교육을 위해서, 모든 학생들의 진정한 행복을 위해서 교육자 모두에게 일독을 권한다.
— 성인제 · 천안 성남초등학교 교장

원하는 것을 이루는 뇌의 비밀

뇌파진동

원하는 것을 이루는
뇌의 비밀

뇌파진동

일지 이승헌

브레인월드

머리말

당신은 뇌의 주인인가

지금, 당신의 몸은 건강합니까?
지금, 당신의 마음은 행복합니까?
지금, 당신의 영혼은 평화롭습니까?

이 세 가지 물음에 단 1초의 망설임도 없이 "그렇다"고 대답했다면 당신은 이 책을 읽지 않아도 좋습니다. 차라리 당신의 지혜를 주변 사람들에게 나눠주는 데 쓰십시오. 당신은 틀림없이 뇌를 잘 활용하는 사람이기 때문입니다.

 하지만 현재 당신의 생활에 뭔가 문제가 있고, 당신의 모습이 뭔지 모르게 마음에 안 든다면, 또 변화를 시도하는데 뜻대로 안 돼서 어려움을 겪고 있다면 이 책을 내려놓지 마십시오. 이 책은 당신의 삶을 바꿔줄 소중한 보물 지도가 될 것입니다.

차차 알게 되겠지만 모든 답은 당신의 뇌에 있습니다. 뇌를 아는 것은 곧 자기 자신을 아는 것입니다. 뇌를 통해서 내가 누구인지, 내가 삶에서 진정 무엇을 원하는지를 알 수 있으며, 그때 비로소 자유자재로 뇌를 활용할 수 있게 됩니다.

저는 일 년에 지구를 두 바퀴씩 돌며 수많은 사람을 만납니다. 앞으로 일 년간의 강의 일정이 이미 꽉 차 있을 정도입니다. 저는 사람들에게 두뇌의 운영 원리를 설명하고 그것을 어떻게 사용하면 좋을지 교육하는 일을 주로 합니다. 뇌에 대해 교육한다고 하니까 어떤 분은 "당신은 과학자입니까?" 하고 묻기도 합니다. 물론 저는 과학자가 아닙니다. 오랜 수련과 명상을 통해 두뇌의 운영 원리를 터득했고, 그 사용법을 알고 있을 뿐입니다. 그러므로 여러분도 자신의 뇌에 대해 전문가가 될 수 있습니다. 과학자나 의사가 아닌 저도 그렇게 하고 있으니까요.

제 경우에서도 짐작할 수 있듯이, 뇌를 잘 쓰기 위하여 반드시 이론적인 지식이 많아야 하는 것은 아닙니다. 우리에게 정말 필요한 정보는 뇌의 무게라든지 뇌의 산소 소비량 같은 지엽적이고 기능적인 것이 아닙니다. 그런 것이야말로 과학자나 의사에게 맡기면 됩니다.

두뇌는 과학자들의 전유물이 아닙니다. 우리 뇌는 우리 스스로 관찰하고, 이해하고, 활용해야 하는 보물입니다. 우리 스스로 자기 뇌의 전문가가 되어야 하며, 뇌의 주인이 되어야 합니다. 왜냐하면 그 속에 무한한 잠재력이 숨어 있기 때문입니다. 그런데도 많은 사람들이 자신의 뇌 속에 어떤 보물이 숨겨져 있는지 과학자들과 의사들에게 찾아봐달라고 내맡기고 있는 실정입니다. 이게 얼마나 말도 안 되는 소리인지는 여러분이 더 잘 알 것입니다.

그래서 저는 모든 사람이 자기 뇌 속에 어떤 보물이 감춰져 있는지 스스로 찾아낼 수 있도록 그 방법을 일러주는 일을 하고 있습니다. 그 방법 가운데 하나가 이 책에서 소개하려는 '뇌파진동'입니다.

뇌파진동은 한마디로 두뇌를 활용하는 핵심 기술입니다. 이 간단하면서도 강력한 기술을 통해 지금 전 세계 수백만 명의 사람들이 몸과 마음 그리고 의식의 놀라운 변화를 체험하고 있습니다. 그리고 이 책을 통해 당신도 그렇게 될 것입니다. 뇌파진동으로 뇌의 비밀과 만나고 삶의 원리를 깨치게 될 것입니다. 나아가 이 세상은 영혼의 완성을 위한 수련장이라는 것도 깨닫게 될 것입니다.

  이 책을 당신의 영혼을 성장시키는 지침서로 사용하십시오. 한 번 읽는 것으로 그치지 말고, 적어도 세 번 이상 읽어서 이 책의 메시지가 의식 전체에 스며들도록 하십시오. 그리고 당신이 얻은 밝은 빛과 지혜를 주위 사람들과 나누십시오. 나누면 나눌수록 에너지도 커지고 의식도 성숙해집니다.

  저는 앞으로 이 뇌파진동이 전 인류의 문화운동으로 확산되기를 간절히 바랍니다. 한번 상상해 보십시오. 지구촌 곳곳에서 많은 사람들이 일제히 뇌파진동으로 행복한 에너지를 뿜어낼 때, 우리 주변의 에너지장이 어떻게 변할지를! 지구도 행복해서 파안대소를 하지 않을까요? 저는 그 날을 앞당기기 위해 요즘도 쉴새 없이 지구촌 곳곳을 누비고 다닙니다. 이제 당신도 저와 함께하지 않겠습니까?

2008년 2월 세도나에서

일지 이승헌

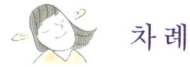 차 례

머리말 | 당신은 뇌의 주인인가 8
이 책을 읽기 전에 | 모든 답은 당신의 뇌 속에 있다 14

1장 세상에서 뇌를 가장 잘 쓰는 법

뇌를 잘 사용한다는 것은 어떤 의미인가 27
당신은 뇌의 주인인가, 노예인가 36
뇌의 주인 되기 – ❶ 감정에 빠진 뇌를 구하라 42
뇌의 주인 되기 – ❷ 생각에 빠진 뇌를 구하라 54
뇌를 잘 쓰려면 몸과 자주 놀아라 61

2장 뇌의 비밀, 인생의 비밀

뇌가 내 말을 듣지 않는 이유 73
뇌는 3층 구조다 79
꿈은 뇌간에 새겨라 85
뇌 운영 시스템, 보스BOS의 원리 90
꿈이 클수록 뇌가 활성화된다 100
뇌교육, 뇌를 믿어주는 교육법 106
소크라테스 대화법 – 뇌에게 물어보라 110

3장 원하는 것을 이루는 뇌파진동의 원리

최고의 명약은 뇌 속에 있다 · 121
뇌파가 바뀌면 인생이 바뀐다 · 128
이미 뇌 속에 있다 · 137
뇌파진동으로 뇌를 통합하라 · 142

4장 뇌파진동 따라 하기

두뇌 활성화 정도에 따른 뇌파진동 3단계 · 153
뇌파진동 따라 하기 – 기본편 · 156
뇌파진동 따라 하기 – 응용편 · 162
뇌파진동의 특별한 효과 · 168

5장 나의 '두뇌 경영' 이야기

세계적인 명상터, 마고성에 얽힌 사연 · 179
쓰레기더미에서 찾은 나의 존재 가치 · 185
단학에서 출발한 뇌교육의 역사 · 191

맺음말 | 당신의 뇌에 희망이 있다 · 208
부록 1 | 내가 체험한 뇌파진동 · 211
부록 2 | 브레인 컨디션 테스트 I – HSP지수 · 255

이 책을 읽기 전에

모든 답은 당신의 뇌 속에 있다

생각이 물질을 창조한다

최근에 〈시크릿〉과 〈에너지버스〉라는 책이 인기를 끌면서 항간에 유행어처럼 등장한 말이 있다. 바로 '끌어당김의 법칙(Law of Attrac-tion)'이라는 말이다.

그런데 이것은 우리 선가仙家에 전하는 '심기혈정心氣血精의 원리'와 표현만 다를 뿐 같은 말이다. 동양의 '기氣'가 서양으로 건너가서 '에너지'라는 말이 된 것이나 매한가지다. 나는 지난 1985년에 첫 책인 〈단학〉을 쓰면서 심기혈정의 원리를 설명한 적이 있는데, 그것이 끌어당김의 법칙이라는 새로운 이름으로 정리된 것을 보며 감회가 새로웠다.

심기혈정의 원리가 무엇인가? 마음(心)이 있는 곳에 기氣가 모이고, 기가 모인 곳에 혈血이 모이며, 혈이 있는 곳에 정精이 충만하다는 것이다. 즉, 마음(心)이 에너지氣를 생성하고 이것이 발전하여 물질(혈血과 정精)을 창조하니, 마음 하나만 잘 부리면 세상 모든 것을 원하는 대로 끌어당길 수 있다는 것이다. 그러하니 '심기혈정의 원리'가 곧 '끌어당김의 법칙'이다.

듣자니, 이런 류의 책이 세계적으로 큰 반향을 일으키고 있다고 한다. 어찌 보면 당연한 일이다. 마음 하나만 잘 부리면 세상 모든 것을 원하는 대로 끌어당길 수 있다니, 이 얼마나 신나는 말인가?

하지만 그 다음이 문제다. 사람들은 계속해서 나에게 묻는다. "긍정적인 생각이 긍정적인 에너지를 부른다는데, 어떻게 하면 계속해서 긍정적인 생각만 할 수 있을까요?" "부정적인 생각에서 도무지 벗어날 수 없을 때가 있는데, 그럴 때는 어떻게 해야 하지요?" 이 책이 그 질문에 대한 해답이다.

당신의 뇌부터 점검해보라

인생을 흔히 고해라고 한다. 살다 보면 누구나 하루에도 몇 번씩 슬픔과 분노, 미움과 원망 등 부정적인 생각과 감정을 느끼게 된다. 그럴 때 당신은 어떻게 대처하는가? 그런 생각에서 쉽게 빠져

나올 수 있는가? 혹시 지금도 당신의 뇌에서는 다음과 같은 목소리가 흘러나오지 않는가?

'나는 왜 이렇게 되는 일이 없을까?'
'만사가 다 시시하고 귀찮을 뿐이야.'
'나는 왜 이렇게 가난하고 무능한 부모를 만나 이 고생일까?'
'내가 이렇게 노력한다고 누가 알아 주겠어?'

이처럼 우리 뇌에서는 부정적인 생각과 자신을 좀먹는 감정들이 끊임없이 생산된다. 바로 이런 것들이 삶의 순간순간 복병처럼 나타나 우리의 발목을 붙잡는 것이다. 물론 이런 생각이나 감정은 모두 환상이다. 아무런 실체도 없는 정보에 불과하다. 하지만 이 정보를 다룰 줄 모르기 때문에, 대부분의 사람들은 생기를 잃은 채 무기력한 표정으로 인생을 끌려 다니듯 살아가는 것이다.

과거의 선사나 스승들은 이런 처지의 사람들에게 "마음을 다스려라" 또는 "마음을 보라"고 가르쳤다. 하지만 자기의 마음을 보고 다스리는 일이 어디 말처럼 쉬운가. 마음이란 볼 수도 만질 수도 없어서 우리의 통제권 밖에 있기 때문이다. 그래서 나는 삶의 조언을 청하는 이들에게 '마음' 대신에 '뇌'를 말한다. "지금 당신의 뇌를 점검해 보십시오" 라고 말하는 것이다. 왜냐하면 모든 답은 우리의 뇌에 들어 있기 때문이다.

뇌에는 우리가 이제까지 생각하고 느끼고 행동한 모든 정보들이 기록되어 있다. 나의 습관과 개성, 내가 좋아하는 것과 싫어하는 것, 내가 생각하는 나의 정체성, 내가 이룬 성취와 실패……. 이 모든 것이 뇌에 정보로 저장되어 한 뭉치의 신경다발을 이루고 있다. 그러니 변화를 원한다면 이 신경다발로 얽힌 '뇌회로' 부터 바꿔야 하지 않겠는가?

물론 혹자는 이렇게 물을 수 있다. 뇌회로를 마치 고장 난 TV나 냉장고를 수리하듯이, 어떻게 그토록 쉽게 바꿀 수 있단 말인가? 설령 가능하다손 치더라도, 그런 일은 의사나 박사 같은 전문가들만이 할 수 있는 게 아닌가?

하지만 나는 이제부터 놀라운 비밀을 가르쳐주려고 한다. 전문가가 따로 있는 게 아니라, 우리 모두는 누구나 자기 뇌의 전문가다. 따라서 당신도 의욕을 가지고 꾸준히 연습하면 당신의 뇌를 새롭게 창조할 수 있다. 그것이 바로 이 책에서 소개하려는 '뇌파진동' 이다. 뇌파진동은 매우 단순하면서도 강력한 두뇌활용법이다.

선택하면 이루어지는 '뇌의 원리'

뇌파진동은 한마디로 두뇌를 활용하는 핵심 기술이다. 이 간단한 기법을 활용하면 누구나 자기 뇌의 주인이 될 수 있으며, 진정한 자신의 모습을 발견하게 되고, 나아가 삶의 근본적인 원리를 깨치게 된다. 왜냐하면 뇌를 아는 것은 곧 자기 자신을 아는 것이며, 세상 만물의 이치를 깨닫는 것이기 때문이다. 우리가 진정으로 뇌와 가까워질 때 뇌는 비밀의 문을 활짝 열어준다. 그것이 바로 "선택하면 이루어진다"는 두뇌운영의 원리, 즉 보스BOS(Brain Operating System)의 법칙이기도 하다.

원래부터 뇌는 우리의 소망을 한 치의 오차도 없이 실현하도록 설계되어 있다. 성공을 원한다면 성공을, 행복을 원한다면 행복을, 건강을 원한다면 건강을 이루어낸다. 단, 부정적인 생각과 감정의 간섭만 받지 않는다면! 이것은 앞서 얘기한 대로, 우리 전통 철학에서 전하는 '심기혈정의 원리'나 오늘날 선풍적인 반향을 일으키고 있는 '끌어당김의 법칙'에서도 이미 공통적으로 주장하는 사실이다.

그런데 문제는 부정적인 생각과 감정의 간섭을 받지 않고, 긍정적인 상념만을 지속하기가 거의 불가능에 가깝다는 점이다. 우리의 뇌 속에는 이미 뿌리 깊은 관념과 습관이 패턴처럼 강력하게 형성되어 있다. 그것이 우리 한 사람 한 사람의 개성과 성격을 형성하며, 소위 거스를 수 없는 팔자나 운명을 창조한다. 그러니 그저 한두 번 긍정적인 마음을 낸 것 정도로, 어떻게 기존의 관념과 습관을 뒤엎을 수 있겠는가? 물 방울 하나가 집채만 한 바위를 한 번에 뚫을 수는 없는 이치다.

왜 뇌파진동인가

그렇다면 이제껏 그래왔듯이 "내가 원래 그렇지, 뭐"하면서 팔자 탓이나 하고 살아가야 할까? 그렇지는 않다. 우리에게는 비상구가 있기 때문이다. 그 비상구는 바로 우리의 뇌로 통한다.

 우리를 비상구, 즉 뇌로 안내하는 것이 바로 '뇌파진동'이다. 뇌파진동은 부정적인 생각이나 선입견을 떨쳐내고, 우리가 자신의 뇌와 만날 수 있게 해준다. 그리고 이런 의식 상태에 도달했을 때라야 비로소 인생에 근본적인 변화가 일어난다. 그런 점에서 뇌파진동은 '끌어당김의 법칙', 다른 말로는 '심기혈정의 원리'를 일상에서 체득하게 해주는 획기적인 방법이다.

 이 방법을 익히기 위해 당신이 준비해야 하는 것은 의지와 열정 그리고 신념이다. 의지와 열정, 신념을 가지고 꾸준히 '뇌파진동'을 활용한다면, 아무리 삶을 옥죄던 무거운 관념과 찌든 습관이라도 결국은 무릎을 꿇게 된다. 그것들은 사실상 실체가 없는 환상에 불과하기 때문이다.

하지만 이런 과정을 단순히 '긍정적인 생각'만 반복하는 것으로 해결할 수 있다고 기대한다면 오산이다. 뇌에 뿌리 박힌 부정적인 사고 패턴은 우리가 상상할 수도 없을 만큼 강력하다. 그것을 떨쳐내지 않은 채 긍정적인 생각을 반복해봤자, 그 메시지는 공허하게 혀끝만을 맴돌 뿐 내면으로 파고들지 못한다.

한번은 어느 회사원이 내게 이런 고백을 했다.

"지난 5년간 전 수십 권의 자기계발서를 읽었으며, 아침마다 거울 앞에 서서 두 주먹을 불끈 쥐고 '그래, 나는 할 수 있어!' 하고 외쳤습니다. 그런데 아무리 외쳐도 가슴은 여전히 답답했고, 자신감도 생기지 않았습니다. 뭐가 문제인 걸까요? 도무지 어떻게 해야 좋을지 모르겠습니다."

당신은 그의 상황을 이해할 수 있는가? 그렇게 노력했는데도 불구하고, 그가 자신을 붙드는 낡은 관념과 습관에서 헤어나올 수 없었던 까닭은 무엇일까?

그것은 의식의 핵심부가 아니라 껍데기에서만 자신을 긍정했기 때문이다. 진정한 자신감을 회복하기 위해서는 뇌의 깊은 곳, 저 무의식에 깃든 불안과 두려움까지 뒤흔들어서 날려버려야 한다.

바로 이것이 내가 당신에게 뇌파진동을 소개하려는 까닭이다. 뇌파진동을 통해 온갖 부정적인 의식을 떨쳐내고 난 다음에라야 비로소, 우리의 뇌 속에는 우주의 생명 에너지가 가득 채워지고 내면에서부터 진정한 자신감이 차오르기 시작한다.

나는 문제를 호소했던 그 회사원에게도 뇌파진동을 권했다. 그는 꾸준히 뇌파진동을 활용한 결과, 현재는 누구보다도 자신만만하며 에너지가 충만한 삶을 살아가고 있다. 이처럼 끊임없이 샘솟는 부정적인 의식을 단절시키고, 의식을 긍정적인 방향으로 회복하여 인생을 바꾸고 싶다면 하루빨리 뇌파진동을 만나기 바란다.

뇌와 만나라, 인생의 창조자가 돼라

이제는 내 이야기를 좀 해볼까 한다. 나는 학창 시절 생활기록부에 '가능성이 없는 학생'이라고 기록될 만큼 부적응자였고, 대학도 삼수만에 간신히 턱걸이로 입학했다. 나 역시 자신의 뇌를 이해하고 활용하기 전까지는 성공과는 거리가 먼, 그저 그런 고민과 한탄만을 반복하던 사람이었다.

'나는 왜 이렇게 되는 일이 없을까?' '도대체 나는 왜 여기에 있는 것일까?' '누가 내게 허락도 받지 않고 나를 이 세상에 데려다 놓았을까?'

이렇게 자신을 비하하고 세상을 원망하며 지독한 염세주의자로 살았다. 대학을 졸업하고 결혼을 하고 나서도, 삶에 대한 근본적인 의문이 해결되지 않아 스스로 목숨을 끊으려고 한 적도 있었다.

　그런데 이런 내 인생이 서른 살 무렵 극적으로 바뀌었다. 당시 나는 목숨을 걸고 인생의 의문을 탐구하며 수행하고 있었는데, 그런 과정에서 뇌가 터질 듯한 느낌과 함께 특별한 '각성 상태'를 체험했다. 그리고 그때 비로소 삶의 모든 의문이 한꺼번에 풀려버렸다. 나 자신의 뇌와 만난 것도 그때 일어난 일이다. 그 후 나는 과거와 정반대의 삶을 살게 되었다. 물질적인 풍요도 이루었고, 정신적인 행복도 얻었으며, 내 영혼이 추구해야 할 진정한 삶의 목표도 찾았다. 이전의 나였다면 꿈도 못 꾸었을 일들이다.

　자연히 나는 내가 발견한 것을 세상에 알리기로 결심했다. 그러한 사명감과 열망에서 단학, 뇌호흡, 단무도 등의 수련법을 세상에 내놓았고, 아울러 뇌를 운영할 수 있는 프로그램인 보스BOS, 즉 뇌 운영 시스템도 개발했다. '뇌파진동'은 이런 여러 수련 기법들 가운데서도, 두뇌에 새로운 뇌회로를 만드는 데 가장 강력한 효과를 발휘하는 운동법이다.

　이것이 내가 과학자가 아님에도 불구하고 사람들의 뇌를 교육하겠다고 국제뇌교육종합대학원을 세운 까닭이며, '뇌과학'이라는 말조차 생소하던 1990년에 한국뇌과학연구원을 설립한 까닭이다. 또한 최근에는 뇌교육을 이끌어갈 리더들을 양성하고 지원하기 위해 국제뇌교육협회를 설립하기도 했다. 현재 한국뇌과학연구원은 유엔의 자문기구로 등록되어 있다.

뇌파진동을 통해 뇌와 만나면, 당신도 나처럼 놀라운 인생의 기적을 경험하게 될 것이다. '선택하면 이루어진다'는 단순하고도 명쾌한 진리를 알게 될 것이며, "나는 행복을 창조하는 사람"이라는 자각도 생기게 될 것이다. 진정으로 뇌를 알게 된다는 것은, 콜럼버스가 신대륙을 발견했던 것보다 훨씬 놀랍고 근사한 일이다. 벌써 가슴이 두근거리지 않는가? 자, 이제 나와 함께 당신의 뇌를 찾아 신성한 순례를 떠나보자!

1장

세상에서 뇌를
가장 잘 쓰는 법

- 뇌를 잘 사용한다는 것은 어떤 의미인가
- 당신은 뇌의 주인인가, 노예인가
- 뇌의 주인 되기 - ❶감정에 빠진 뇌를 구하라
- 뇌의 주인 되기 - ❷생각에 빠진 뇌를 구하라
- 뇌를 잘 쓰려면 몸과 자주 놀아라

"당신은 뇌를 잘 사용하고 있는가?" 라는 물음은
"당신은 인생을 잘 살고 있는가?" 라는 질문과 동일하다.

뇌를 잘 사용한다는 것은 어떤 의미인가

'뇌를 사용한다'는 표현에는 상당한 적극성이 내포되어 있다.
"뇌를 사용하는 주체는 나"라는 자각이 깃들어 있다. 내가 여러분에게
가장 먼저 일깨우고 싶은 것도 이러한 자각이다.

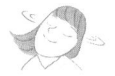

"당신은 뇌를 잘 사용하고 있습니까?"
나는 강연회에서 이런 질문을 자주 던진다. 그러면 청중의 반응은 대개 고개를 갸웃거리거나 눈치를 보며 침묵을 지키는 쪽이다. 아마 평소에 잘 생각해보지 않은 주제이기 때문일 것이다. 또는 뇌에서 일어나는 감정과 상념들에 수동적으로 끌려가기에 바빴지 그것을 주도적으로 창조할 수 있다는 식으로는 생각해보지 못했기 때문일 수도 있다. 아울러 뇌를 잘 쓰고 있다고 말하고 싶어도, 과연 어떤 게 뇌를 잘 쓰는 것인지 명쾌한 기준이 없기 때문이기도 하다. 이 세 가지 모두 내가 이 책에서 말하려는 주제와 관련이 깊다.

뇌를 사용하는 주체는 나

우선 '뇌를 사용한다'는 표현부터 생각해보자. 여기에는 상당한 적극성이 내포되어 있다. 이 말 속에는 "뇌를 사용하는 주체는 나"라는 자각이 깃들어 있다. 내가 여러분에게서 가장 먼저 일깨우고 싶은 것도 이러한 자각이다. 뇌의 주인이라는 자각이 있어야만 우리는 삶을 주도적이고 창조적으로 살아갈 수 있다. 그런 자각이 없다면 삶은 그저 수동적으로, 되는 대로 굴러가게 마련이다.

일례로, 뇌에 대해 연구한 어느 보고서에 따르면 보통 사람이 하루에 6만 가지 정도의 생각을 하는데, 그 생각의 95퍼센트가 어제 했던 것과 거의 유사한 내용이라고 한다. 놀랍지 않은가?

이것은 뇌 메커니즘의 관점에서 봐도, 두뇌에 대단히 지루하고 따분한 고역이다. 뇌는 새로운 자극을 통해 신경계를 강화하고 발전시켜 나가기 때문이다. 그런데 어제와 거의 다를 것 없는 생각을 반복하며 살아가고 있다니, 그런 식으로 살다가는 다들 뇌 기능이 저하되지 않을까 하는 염려가 생긴다. 실제로 현대에 와서 급증한 뇌 관련 질병들의 진짜 원인은 우리의 잘못된 '두뇌 사용 습관'에 있는 것이 아닐까? 즉 뇌를 창조적으로 사용하지 못하고 수동적으로 끌려가다 보니, 뇌가 치명적으로 무기력해진 것이다.

뇌를 주체적으로 사용해야 하는 이유에는 이런 것도 있다. 대부

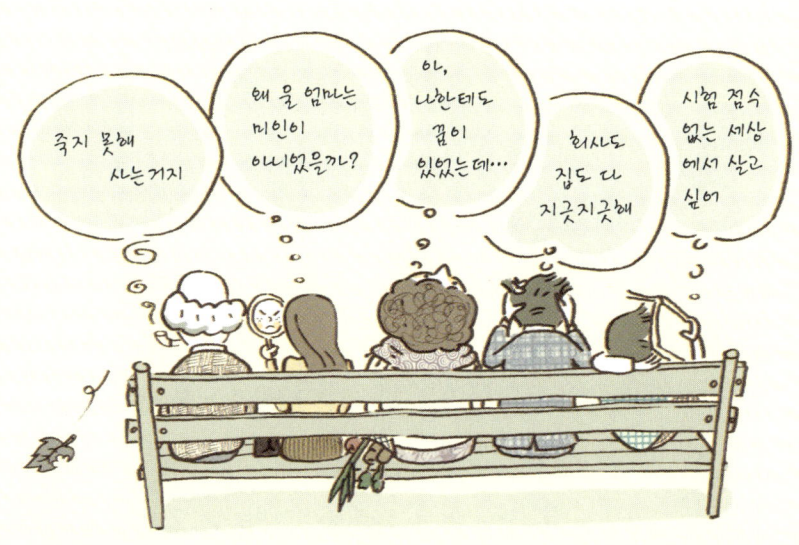

뇌를 잘 사용하지 못하면 결국 뇌가 만들어둔 현실에 갇혀버린다.

분의 사람들은 뇌에서 지어내는 상념 가운데 긍정적인 쪽보다는 부정적인 쪽이 더 우세하다. 따라서 날마다 부정적인 생각과 감정들이 반복되다 보면, 그것이 슬슬 의식에 고착되기 시작하고, 나아가 두뇌에 강력한 패턴을 형성한다. 그러면 그 뒤에는 거의 '자동기계'처럼 반응하게 된다. 처음에는 특정 상황에서만 화를 내지만, 나중에는 화낼 만한 상황이 아닌데도 뇌가 걸핏하면 분노를 폭발하게 되는 것이다. 이것이 대부분의 사람들이 과거에 사로잡혀 새로운 오늘을 살지 못하는 이유다. 그리고 뇌를 주체적이고 창조적으로 사용해야 하는 이유이기도 하다.

뇌를 잘 사용하지 못하면 결국 뇌가 만들어둔 현실에 갇혀버린다. 당신의 삶이 무미건조하고 재미없는 것도 그만큼 뇌를 사용하지 않고 방치해 두었기 때문이다. 따라서 "당신은 뇌를 잘 사용하고 있는가?"라는 물음은 "당신은 인생을 잘 살고 있는가?"라는 질문과 다르지 않다. 뇌를 잘 사용할 수 있을 때 비로소 당신의 삶도 잘 경영할 수 있다.

선택하면 이루어진다

그럼 어떻게 하면 뇌를 잘 사용할 수 있는가? 가장 핵심적인 원리는 뇌에서 일어나는 감정과 상념들에 수동적으로 이끌려가지 말고, 그것을 주도적으로 창조하는 것이다. 물론 아직까지는 이런 말이 구체적으로 와 닿지 않을 수도 있다.

그렇다면 좀더 쉽고 간단하게, 이상적인 '두뇌 사용 습관'을 몸에 배도록 하는 방법을 소개하겠다. 그것은 '선택하면 이루어진다'는 두뇌운영의 원리를 체험하는 것이다. 서두에도 말했지만, 뇌는 근본적으로 우리의 소망을 한치의 오차도 없이 실현하도록 프로그래밍되어 있다. 멋진 연인을 원하면 근사한 이성이 다가오게 해주고, 풍요를 원한다면 풍요를 끌어온다.

물론 여기에는 몇 가지 조건이 따른다. 뇌를 잘 쓰기 위해서는 좋은 선택을 해야 하고, 그 선택을 끝까지 이루어내기 위한 훈련을 해야 한다는 점이다. 그 과정에서 당신은 여러 가지를 배우게 된다. 즉, 내가 선택의 주체임을 배우게 될 것이며, 내가 체험하고 있는 모든 사건들이 근본적으로 내가 선택한 결과라는 것을 깨닫게 될 것이다. 그러니 좋은 선택을 하면 좋은 체험이 따라오게 마련이다. 이런 '삶의 원리'를 아는 것이 바로 뇌를 아는 것이다.

뇌를 잘 쓰는 방법은 모든 일에 적용할 수 있다. 당신이 뇌를 현명하고 지혜롭게 사용할 수 있게 되면, 인생에서 자신의 의지를 가로막는 사건들이 점점 줄어들기 시작한다. 자신이 진정으로 소망하는 목표에 의식을 온전히 집중할 수 있기 때문이다. 예전 같았다면, 목표를 향해 노력하면서도 마음 한편으로는 스스로를 비하하거나 결과를 부정적인 쪽으로 지레 짐작하느라 에너지를 낭비하고 말았을 것이다.

뇌를 잘 사용하게 되면서부터, 즉 의식의 초점을 정확히 목표에 집중할 수 있게 되면서부터 현실은 놀랍도록 변하기 시작한다. 비유하자면 '돋보기의 원리' 와도 같다. 돋보기를 고정하지 않고 이리저리 움직이면 햇빛의 힘은 분산되고 흐릿해지고 만다. 하지만 돋보기를 고정시키고 정확히 초점을 맞추면, 햇빛은 종이를 태울 수 있을 정도로 강력해진다. 현실의 장벽을 뛰어넘어 꿈이 이루어지는 것이다. 이 때의 햇빛이 우리의 '뇌력' 이다.

뇌는 누구에게나 평등하다

뇌를 잘 쓰면 삶을 짓누르던 악순환의 고리가 서서히 선순환으로 전환된다. 뇌를 믿고 목표에 열중하다 보니 좋은 결과를 낳게 되고, 그런 좋은 결과를 통해 더욱 뇌에 대한 확신이 커지면서 더 큰 목표에 도전하게 되는 것이다. 이런 선순환의 과정을 통해 당신은 저절로 깨닫게 될 것이다. 당신의 뇌에는 아무런 한계도 없다는 것을 말이다.

뇌는 좋은 뇌, 나쁜 뇌가 따로 없다. 뇌는 인간의 작품이 아니기 때문이다. 우리는 창조주로부터 완벽한 뇌를 선물받았다. 뇌는 인종, 국적, 남녀, 빈부에 차별 없이 누구에게나 평등하다. 뇌는 모든 것을 초월한 공평한 자리에 있다. 어떤 뇌는 까맣고 어떤 뇌는 하얀 것이 아니며, 어떤 뇌는 세모나고 어떤 뇌는 동그란 것도 아니다. 문제는 사용자가 어떻게 쓰느냐에 달렸다.

그런데 이런 내 이야기를 들더니 누군가는 이렇게 묻는다. "하지만 뇌도 '연령 차별'은 하지 않나요? 나이를 먹으면 뇌 기능이 떨어지고 뇌세포도 줄어든다고 하던데요."

그것은 사실과 다르다. 뇌세포가 시시각각 줄어드는 것은 맞지만, 전체량은 언제나 충분하기 때문에 뇌세포가 줄어든다고 해서 뇌 기능이 떨어지지는 않는다. 또한 나이가 들어서 뇌 기능이 떨어지는 것도 아니다. 생각이 늙어서 뇌회로가 딱딱하게 굳으면서 뇌 기능이 떨어지는 것이다. 뿐만 아니라, 종래에는 뇌세포가 한 번 죽으면 절대 재생되지 않는다고 알려졌지만, 최근의 연구 결과에 따르면 일부의 뇌세포는 재생이 가능하다고 한다. 다시 말해, 인간의 뇌는 지속적으로 창조되고 있는 것이다.

이만하면 젊은 뇌, 늙은 뇌가 따로 없다는 것을 알 것이다. 문제는 뇌를 얼마나 의욕적으로 열정을 다해 사용하느냐다. 아울러 뇌파진동도 연령을 차별하지 않는 두뇌운동법이라는 것을 분명히 말해두고 싶다. 뇌파진동은 연세가 많은 어르신들도 쉽게 따라 할 수 있는 간단하고도 강력한 두뇌운동법이다. 뇌가 녹슬고 뻣뻣해져가고 있다는 느낌이 든다면 어서 뇌파진동을 해보라.

뇌파진동에는 나이가 없다

실제로 나는 작년 연말에 나이 지긋한 사회의 원로들을 모셔 놓고 뇌파진동을 지도한 적이 있다. 그 자리는 내가 쓴 책인 〈걸음아, 날 살려라〉의 출판 기념회였다. 만찬도 하고, 초청인사들의 말도 청해 듣다 보니 시간이 많이 길어져서, 막상 내 차례가 되자 강연을 말로 하는 것보다는 다 함께 몸을 움직이는 시간을 갖는 것이 좋겠다는 생각이 들었다.

나는 4백여 명의 손님들과 함께 경쾌한 음악에 맞춰 몸을 이완한 다음, 두 손을 가슴 앞에 모은 자세로 뇌파진동 수련을 시작했다. 뇌파진동을 해본 사람이라면 알겠지만, 의식을 집중해서 진동을 하다 보면 몸 전체가 덜덜 떨리고 자세도 흐트러지게 된다. 그런데 자리에 모인 사람들의 상당수가 남 앞에서 함부로 몸가짐을 하지 않는다는 유교적 교육을 받으신 분, 그리고 사회적인 지위 탓에 몸을 가볍게 움직이는 것을 거북하게 여기시는 분들이었다. 하지만 모든 사람들은 내 말에 호응하여 열심히 뇌파진동을 했다. 그 분들 중에는 뇌파진동의 효과를 믿었기에 평소에는 상상도 못했던 일을 과감하게 해내신 분도 계셨다.

  그 까닭은 이렇다. 출판기념회가 시작되기 전, 대기실에서 있었던 일이다. 여럿이서 환담을 하던 중에 언론사 사장 출신인 어느 원로가 뇌파진동을 하고 나서 시력이 좋아져 40년 동안 쓰던 안경을 벗었다는 말을 했다. 얼마 전까지 그 분이 안경을 쓰고 다니신 걸 다들 알고 있었으니 그 놀라움은 더 컸다. 뇌파진동의 효능을 눈앞에서 보았으니, 수련에 임하는 태도가 더 없이 진지할 수 밖에 없었던 것이다. 결국 그 날 출판기념회에 오신 많은 분들이 뇌파진동의 팬이 되었다.

  마침 그 자리에는 구순을 바라보시는 나의 아버지도 계셨는데, 다행히 잘 따라하셨다. 찾아뵐 때마다 여러 가지 수련법을 가르쳐 드리지만 지속적으로 하지는 않으시는 것 같았는데, 이 뇌파진동에 대해서는 "이건 따라 할 수 있겠다" 하시면서 즉각적인 반응을 보이셨다. 나는 속으로 "됐다!"고 생각했다. 평생 교육자로 사셨던 전형적인 선비이신 아버지가 하실 정도면 대한민국에 못할 사람이 없기 때문이다.

당신은 뇌의 주인인가, 노예인가

뇌는 자기가 믿는 대로 능력을 발휘한다. 부장이라고 믿으면
부장에 적합한 능력을 끄집어내고, 아르바이트 사원이라고 생각하면
또 그런 신분에 어울리는 능력을 발휘한다.

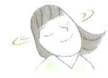

'자리가 사람을 만든다'는 옛말이 있다. 이 말의 속뜻은 부장 자리에 적합한 인물과 대리 자리에 적합한 인물이 따로 있는 게 아니라, 일단 맡기면 그에 걸맞은 자질이나 품성을 자기도 모르게 끌어내서 발휘하게 된다는 의미다.

실제로 독특한 기업 경영 방식으로 '샐러리맨의 천국'으로 불리는 일본의 미라이공업에서는, 승진을 성과나 연줄이 아닌 종이에 이름을 적어 선풍기 바람에 날리거나 볼펜을 넘어뜨려서 선택한다고 해서 화제가 되었다. 그런 식으로 과장, 부장을 정해도 업무에 장애가 되는 일은 없었다는 것이다.

뇌에 대한 결정권은 스스로 지켜야 한다

나는 이것이 놀라운 뇌의 잠재력이라고 생각한다. 뇌는 자신이 믿는 대로 능력을 발휘한다. 부장이라고 믿으면 부장에 적합한 능력을 끄집어내고, 일용직 아르바이트 사원이라고 생각하면 또 그런 신분에 어울리는 능력을 발휘한다. 그러니 뇌를 잘 쓰기 위해서라도 스스로 자신의 가치를 잘 매길 필요가 있다. 비록 회사의 말단 사원에 불과하더라도 사장의 마인드를 가지고 회사의 경영 상황에 관심을 가질 때, 일에 대한 애착이 커지고 안목도 생긴다.

그러니 다른 사람들이 당신의 가치를 평가하고 제멋대로 등급을 매기는 것에 좌우되지 마라. 자신의 가치는 자기 스스로 매기는 것이다. 남에게 맡기는 것이 아니다. 남의 평가나 기준에 따르게 되면 인생 전체를 타인의 기준으로 살게 된다. 이것은 뇌를 주체적으로 사용하지 못하고, 수동적으로 노예처럼 이끌려가는 태도다.

다른 것은 다 양보해도 뇌에 대한 결정권은 스스로 지켜야 한다. 무엇이 좋고 나쁜지, 무엇이 옳고 그른지 그 판단 주체는 당신 자신이 되어야 한다는 뜻이다. 의외로 많은 사람들이 스스로 생각하고, 판단하고, 행동하기를 두려워한다. 그 과정을 남에게 맡겨버리고, 남이 하자는 대로, 남이 좋다는 대로 그냥 따라가고 싶어한다.

여기서 많은 불행이 비롯한다. 자신의 뇌를 믿지 못하면 다른 사람이나 주위 환경에 끌려 다닐 수밖에 없다. 과연 그런 사람에게서 불안과 근심이 떠날 날이 있겠는가? 왜냐하면 잘 살고 있는 건지 잘못 살고 있는 건지, 인생의 결정권을 남에게 떠넘겼기 때문이다. 당신이 진정으로 뇌의 주인이라면, 남들의 판단은 그저 참고 사항일 뿐이지 거기에 전적으로 매달리는 어리석음을 범하지는 않을 것이다.

뇌의 주인이 되기 위한 생각법

뇌를 잘 쓰기 위해서는 스스로 확실하게 주인 노릇을 해야 한다. 주인이 있어야 뇌도 누구 말을 따를지 판단이 서지 않겠는가? 그렇지 않다면, 사방에서 들려오는 타인의 목소리를 주인의 말처럼 듣고 따를 것이다.

뇌의 주인이 되려면 당신은 먼저 이런 질문들과 친해져야 한다.

- 나의 뇌를 어떻게 만들어 나가면 좋을까?
- 나의 뇌에 어떤 정보를 입력할까?
- 나의 뇌를 성장시키는 데 필요한 것은 무엇인가?
- 뇌는 분명히 내 것인데, 왜 내 마음대로 안 되는 것일까?

이 질문들을 던지다 보면, 뇌에 대한 종래의 선입견들이 얼마나 잘 못된 것인지를 저절로 깨닫게 될 것이다. 아울러 뇌에 대한 관점이 바뀌면서 뇌를 주체적으로 사용할 수 있는 주인의 마음가짐을 회복하게 될 것이다. 이것은 모두 당신이 뇌를 뜻대로, 자유자재로 사용하기 위해서 치르는 연습들이다. 아래의 선언문을 반복해서 외치는 것도 훌륭한 연습 가운데 하나다.

"나는 내 뇌의 주인이다!"

뇌에게 누가 주인인지 당당히 소유권을 알려주라. 확신을 담아서 내면에 새기듯이 말하는 것도 좋고, 뇌가 놀라서 깨어날 만큼 큰 소리로 외치는 것도 좋다. 뇌에게 이런 선언을 한다는 사실이 어찌 보면 우습게 느껴질지도 모른다. 하지만 여기에는 굉장한 힘이 숨겨져 있다. "나는 내 뇌의 주인이다!"라는 표현만큼 뇌에게 의미심장한 말이 없기 때문이다.

대부분의 사람들은 이 선언문에서 분출되는 힘을 잘 헤아리지 못한다. 하지만 이 선언은 시공간을 초월해 영향력을 발휘하여, 뇌에 대해 당신이 자기주도성을 실현할 수 있도록 지켜주는 든든한 버팀목 역할을 할 것이다.

뇌의 주인임을 선언하라

우리는 원래부터 뇌의 주인이다. 처음에는 어떻게 뇌의 주인 노릇을 해야 할지 막막하겠지만, 이 책에 소개하는 원칙대로 자꾸 연습하다 보면 머지않아 진정한 뇌의 주인이 될 수 있다.

고지식하게 주인이 되는 공부부터 모두 섭렵한 다음에 주인 노릇을 하겠다고 결심할 필요는 없다. 그것은 뇌가 일하는 방식이 아니다. 두뇌 메커니즘에도 맞지 않는다. '자리가 사람을 만든다'는 말처럼, 당신이 자기의 위치를 정하면 뇌는 거기에 맞춰서 필요한 에너지를 온 우주에서 끌어당긴다. 어서, 당신이 뇌의 주인임을 선언하라!

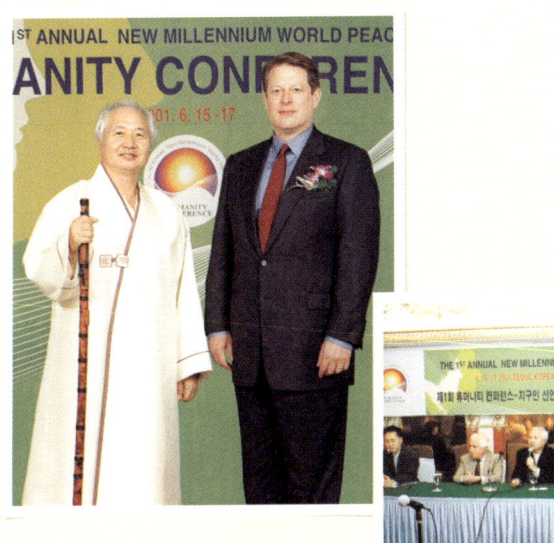

뇌 선언문

나는 나의 뇌의 주인임을 선언합니다.
나는 나의 뇌가 무한한 가능성과 창조적 능력을 가지고 있음을 선언합니다.
나의 뇌는 정보와 지식을 선택하는 주체임을 선언합니다.
나의 뇌는 인간과 지구를 사랑함을 선언합니다.
나의 뇌는 본질적으로 평화를 추구함을 선언합니다.

'뇌 선언문'은 2001년 앨 고어(전 미 부통령), 시모어 타핑(퓰리처상 심사위원장), 닐 도날드 월시 (베스트셀러 《신과 나눈 이야기》 작가) 등 세계적인 평화운동가들과 함께 했던 '휴머니티 컨퍼런스'에서 필자가 처음 제안했다. 국제브레인HSP올림피아드의 기본 정신을 담고 있다.

뇌의 주인 되기

❶ 감정에 빠진 뇌를 구하라

감정에 고착되는 것은, 마치 피아노가 고장 나서 '도' 라는 건반이 계속 눌려 있는 상황과 유사하다. 누가 '솔' 을 두드리면 일시적으로 나아지지만 혼자 있게 되면 다시 '도' 로 되돌아간다. 하지만 악기도 조율하면 제 음이 돌아오듯, '뇌파진동' 으로 뇌파를 조절하면 본래의 건강한 바탕을 되찾을 수 있다.

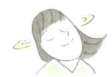

뇌의 주인이 되겠다고 결심했다면, 이제부터 그런 관점으로 인생의 실제적인 문제를 들여다보자.

당신은 인생을 자유롭고 행복하게 살아가고 싶어한다. 하지만 현실은 그렇지 못하다. 왜 그런가? 무엇이 당신의 인생을 가로막고 있는가? 먼저 당신의 뇌에게 물어보라. 무엇이 나를 속박하고 있는지.

많은 사람들이 '무엇 때문에' 혹은 '누구 때문에' 못 살겠다고 말한다. 직장 상사나 윗사람이 무턱대고 화를 내거나 주변 동료가 마음이 옹졸하고 이해심이 없기 때문에, 아니면 부모의 강요에 따라 인생을 사느라 당신은 외롭고 고통스러울지 모른다. 그런데 어떻게 하면 좋은가? 이들 관계는 내 마음에 안 든다고 해서 당장 끊어버릴 수도 없고, 원하는 다른 방향으로 창조할 수도 없다. 그렇다면 당신의 고통은 영원하다는 뜻인가?

뇌회로의 고정된 틀에서 벗어나려면

한번 이런 상상을 해보자. 천재지변이 일어나서 당신이 원하는 대로 모든 관계가 청산되었다. 그렇다면 당신은 모든 억압에서 풀려나 원하는 대로 창조적인 삶을 살아갈 수 있을까? 미안하지만 답은 "노!"다.

당신을 둘러싼 외부 환경은, 사실은 당신의 내면이 반영된 그림자에 지나지 않기 때문이다. 결국 내면이 바뀌지 않고서는, 구체적으로 말한다면 당신의 뇌회로를 바꾸기 전에는 인생이 달라지지 않는다.

그런 의미에서, 인생을 결정하는 건 외부 환경이 아니라 당신이 뇌를 어떻게 사용하느냐다. 당신의 내면에 여전히 분노나 원망이 차곡차곡 쌓여 있다면, 그것은 그 에너지를 실현할 수 있는 현실을 창조하고야 말 것이다. 그러므로 원하는 인생을 창조하고 싶다면 뇌 속에 잠복해 있는 부정적인 정보를 털어내는 것이 우선이다. 그것이 뇌의 주인이 되는 길이기도 하다.

뇌 속에 잠복해 있는 부정적인 감정과 상념들은 뇌의 정보 처리에도 치명적인 장애를 일으킨다. 부정적이고 탁한 에너지가 뇌에 산만한 뇌파를 만들고, 우리의 근원적인 의식에 자리한 초월적인 사랑과 지혜 그리고 무한한 능력이 발현되는 것을 가로막는다.

물론 사람에 따라 내면에 쌓인 상처와 분노가 너무 깊어서 그것을 털어낸다는 게 거의 불가능하게 여겨질 수도 있다. 하지만 용기를 내라. 자신을 성찰할 수 있는 힘이 생겼다면 그것도 큰 발전이다. 자신을 있는 그대로 바라보게 되면서, 우리는 뇌회로의 고정된 틀, 즉 편견에 가득 찬 생각의 폐쇄 회로에서 탈출할 수 있다.

근원적인 에너지와 만나는 방법, 뇌파진동

뇌 속에 고착된 관점이나 태도를 바꾸기 위해서는 마음을 고쳐먹는 것만으로는 부족하다. 기존에 형성된 패턴이 워낙 강력하다 보니, 새롭게 마음을 먹으려고 해도 과거의 습관에 동조하게 마련이다. 이런 때에는 몸의 에너지부터 바꿔야 한다.

썩어버린 작은 연못이 있다고 치자. 주위는 악취로 진동하고, 물고기는 배를 드러내고 수면 위에 둥둥 떠 있다. 이 연못이 스스로의 힘으로 예전의 모습을 회복할 수 있을까? 만약 연못 근처에 큰 저수지가 있다면 연못의 수문을 활짝 열고 맑은 물을 공급받는 것이 상책일 것이다. 맑은 물이 세차게 흘러 들어오면, 저절로 썩은 물은 연못 밖으로 흘러 나간다. 생명력으로 가득한 물이 연못에 채워지면, 어느새 물고기들이 찾아와 헤엄치고 주위엔 아름다운 꽃들로 무성해질 것이다. 여기서 중요한 것은 연못의 힘만으로는 스스로를 정화할 수 없다는 사실이다.

그럼 어떻게 하면 우리가 근원적인 에너지와 만날 수 있을까? 그 방법이 바로 '뇌파진동腦波振動'이다. 뇌파진동은 우리의 신체와 두뇌에 고여 있는 탁한 에너지를 모두 털어버리고 우주의 근원적인 에너지와 만나게 해준다. 뇌를 흔들어 우주의 생명력이 뇌와 몸속으로 흘러 들어오도록 문을 열어주라. 근원의 에너지와 연결되면 마음이 차분해지면서 자신을 성찰할 수 있는 진정한 지혜와 용기를 얻게 된다. 자신의 발목을 붙들고 있던 과거의 습관과 태도에서 벗어날 수 있는 힘을 갖게 된다.

자유롭고 창조적인 삶을 살고 싶다면 수시로 뇌파진동을 하라. 당신의 몸과 뇌를 신성한 에너지로 가득 채워라. 에너지가 고갈된 상태에서 무조건 앞만 보고 달리는 사람은 창조적인 일을 할 수 없다. 우주의 에너지와 연결될 때라야 내면에서 무한한 창조성이 솟아나온다. 그때는 무슨 일을 하든지 가슴에서 진정한 기쁨과 성취감을 느끼게 된다. 이것은 남들과 비교해서 갖게 되는 상대적인 우월감이 아니다.

악기를 조율하듯, 뇌파를 조절하라

앞서 뇌의 주인이 되기 위해서는 부정적인 정보를 털어내야 한다고 말했다. 그 가운데는 먼저 '감정'이라는 정보가 있다. 뇌를 잘 쓰기 위해서는, 감정이라는 정보에 빠져 허우적거리는 뇌를 건져내어 이상적인 제 기능을 발휘하도록 만들어야 한다.

수치심이나 슬픔, 분노를 느낄 때, 감정에만 빠져들지 말고 그런 자신의 모습을 가만히 관찰해보라. 우리가 현재 느끼는 감정은 지금 이 순간에 생긴 것이 아니다. 감정은 대개 우리 뇌에 저장된 어린 시절의 기억 혹은 여러 세대를 거치면서 유전자에 기록된 가문이나 민족 나아가 인류 전체에 유전된 정보에 그 뿌리를 둔다. 또 과거의 실패나 타인의 비난 등에서 비롯한 부정적인 감정들이 기억 속에 아물지 않은 상처로 남았다가 비슷한 상황에서 튕겨 나오는 것일 수도 있다. 그런 감정적인 기억들은 오랜 시간이 지나면서, 마치 그런 감정 자체가 '나'라는 착각에 빠져들게 한다. "내가 원래 그래. 내 성격이 원래 수줍음 많고 소심하지 뭐" 하는 식으로 생각하게 된다는 것이다.

그런데 이게 문제다. 자신의 본성을 깨닫지 못한 채 자신의 정서적인 습관을 나라고 규정해서는 곤란하다는 것이다. 감정은 그저 악기와도 같다. '도레미파솔라시도……' 어느 건반을 누르는지에 따라 각기 다른 음이 흘러나오듯이 우리의 뇌도 어떤 정보와 맞닥뜨리는지에 따라 슬픔과 기쁨, 미움과 사랑 등의 다양한 음을 자유자재로 연주해낸다.

그런데 감정에 고착되는 것은, 마치 피아노가 고장이 나서 '도'라는 건반이 계속 눌려 있는 상황과 유사하다. 주변에서 누가 '솔'을 두드리면 일시적으로 나아지지만 혼자 있게 되면 다시 '도'로 되돌아간다. 우울증이 그런 경우다. 하지만 악기도 조율하면 제 음이 돌아오듯이, 우리도 '뇌파진동'으로 뇌파를 조절하면 본래의 건강한 바탕을 되찾을 수 있다.

감정은 뇌의 생리 작용일 뿐, 내가 아니다

감정은 약한 사람에게는 넘기 힘든 태산과 같지만, 강한 사람에게는 발밑을 잘 살피기만 하면 되는 작은 돌부리에 불과하다. 끊임없이 솟아나는 감정에 끌려 다닌다면 창조적 에너지는 고갈되고 만다. 하지만 우리 안에 있는 감정을 의식적으로 바라봄으로써 우리는 감정을 조절할 수 있고, 더 나아가 감정을 창조할 수도 있다.

왜냐하면 감정이란 우리의 순수한 본성을 스치고 지나가는 그림자에 지나지 않기 때문이다. 바다는 밀려오기도 하고, 쓸려가기도 하고, 잔잔하기도 하지만 그 성질이 변하는 것은 아니다. 우리의 감정도 마찬가지다. 감정은 그냥 당신을 스치고 지나가는 무엇일 뿐이다. 당신 자체가 아니다. 슬프면 슬퍼하고, 화가 나면 분노하고, 기쁘면 활짝 웃어라! 하지만 슬픔이 당신도 아니고, 분노가 당신도 아니다. 그것만 명심하면 된다.

감정에서 벗어나는 길은 자기에게 일어나는 감정을 객관화하는 것이다. 사람은 누구나 하루에도 수많은 감정의 변화를 경험한다. 그때 그때 일어나는 감정 변화를 지켜보면서, 그 변화의 과정을 성찰의 주제로 삼는 것도 좋은 마음공부다. 그 과정을 지켜보다 보면 자신의 상태가 어떤지를 쉽게 파악할 수 있다.

뇌에게 말을 거는 것도 '감정의 객관화'를 돕는 방법이다. 슬플 때는 '아, 지금 나의 뇌가 슬퍼하고 있구나', 기쁠 때는 '나의 뇌가 기쁨을 느끼고 있구나' 하면서 감정을 관찰해보라. 그리고 뇌에게 사랑과 격려를 담은 메시지를 전하라. 이런 연습을 하다 보면 감정과 나를 저절로 분리할 수 있게 된다.

감정은 결코 내가 아니다. 감정은 나의 실체를 가리는 그림자일 뿐이다. 기쁠 때도 이것이 감정에 지나지 않는다는 것을 알고, 슬플 때도 이것이 한낱 감정일 뿐이라는 것을 자각하면 된다. 감정은 뇌에서 일어나는 화학 작용이며 생리 작용일 뿐이다. 거기에 연연하며 끌려다니지 말라. 혹자는 이 말이 너무 건조하며 매몰차게 느껴질지도 모른다. 하지만 뇌에서 일어나는 정보 작용을 이해하면, 인간의 감정 드라마가 어떻게 연출되는지를 알 수 있다.

뇌파진동으로 감정 상태를 바꾼다

감정을 만드는 것은 뇌 속의 신경전달물질이다. 뇌에서 어떤 물질이 나오는지에 따라 만족감을 느끼기도 하고, 분노로 얼굴이 빨갛게 달아오르기도 한다. 최근 들어 뇌과학이 발달하면서, 세상의 많은 문제가 결국은 인간의 뇌에서 비롯되었다는 사실이 속속 밝혀지고 있다. 다음의 끔찍한 사건도 그런 예다.

미국 LA에서 일어난 일이다. 멕시코 출신의 한 남자가 친딸을 살해하는 사건이 벌어졌다. 이웃의 말에 따르면, 원래 자상한 아버지였던 그는 어느 날부터인가 난폭한 성격으로 변했고, 매일 딸을 폭행하기 시작했다고 한다. 그러던 끝에 급기야 딸을 목 졸라 죽이게 된 것이다. 그러나 그는 아무런 처벌도 받지 않았다. 그에게서 병이 발견되었기 때문이다. 정밀 진찰 결과, 그의 뇌 속에 혹이 있다는 사실이 판명되었다. 그 혹이 공격성을 유발하는 노르아드레날린을 과잉 분비하게 만들었던 것이다.

결국 물 한 방울도 안 되는 질량을 가진 뇌 속의 신경전달물질이 그를 비정한 아버지로 만든 셈이다. 뇌는 이런 방식으로 인간을 지배한다. 구체적으로는 뇌에서 분비되는 도파민, 세로토닌, 노르아드레날린 같은 화학물질이 인간의 사고와 감정, 활동을 지배한다. 우리가 느끼는 행복감의 정체도 결국 뇌 속의 화학 작용일 뿐이다.

그렇다면 우리는 뇌가 지배하는 대로 속수무책으로 끌려갈 수밖에 없는 것인가? 그것은 아니다. 우리에게는 '뇌파진동'이 있다. 우리는 뇌파를 조절함으로써 신경전달물질의 분비 정도를 조절할 수 있고, 궁극적으로는 감정 상태까지도 바꿀 수 있다. 그렇다면 뇌파진동이 어떻게 뇌파를 조절할 수 있는지 살펴보자.

감정을 차단하는 방법, 뇌파진동

뇌파진동의 원리는 너무나도 간단하다. 뇌파진동은 고개를 도리질하듯이 좌우로 움직이는 단순하고 규칙적인 리듬을 반복함으로써 불필요한 모든 생각을 '일시 정지'시킨다. 생각의 전원을 내리는 것이다. 생각이 끊어지면 감정도 사라진다. 분석하고 판단하는 생각이 없는데 어떻게 감정이 생길 수 있겠는가? 생각이 끊어지고 감

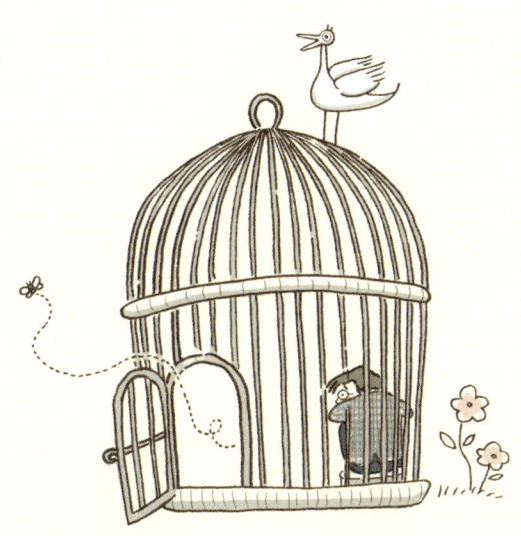

당신을 가두고 있는 생각은 알고 보면 실체가 없는 정보에 지나지 않는다.

정도 사라진 자리에는, 그것을 대신하여 텅 빈 고요가 깃든다. 우주의 근원적인 에너지와 연결되는 것이다.

따라서 뇌파진동을 통해 생각을 차단하는 것은 뇌의 주인이 되기 위한 필수적인 과정이다. 복잡하고 산만한 생각은 뇌파에 지대한 영향을 미치며, 그런 뇌파에 갖가지 감정이 동조하는 상태에서는 제 아무리 천하장사라도 감정이 이끄는 대로 끌려가지 않을 도리가 없기 때문이다. 감정은 이성적인 생각보다도 훨씬 더 폭발적인 에너지를 가졌다.

가끔 TV를 보다 보면, 맹독을 가진 코브라를 피리 하나로 제압하여 그 음률에 맞춰 춤추게 하는 기인을 보게 된다. 뇌파진동이 바로 그렇다. 그것은 질풍노도와도 같은 우리의 감정을 차분하게 진정시키는 피리 소리와도 같다. 뇌파진동의 단순하고 규칙적인 리듬을 타다 보면, 어느 순간 의식은 생각의 세계에서 느낌의 세계로 차원을 이동한다. 이것은 뇌 속에 얽힌 복잡한 뇌파가 하나로 통일되었다는 신호다. 뇌파가 달라진 것이다.

이런 느낌이 좀더 깊어지면 '무념무상'의 상태에서 자기만의 고유한 리듬을 만나기도 한다. 그리고 자기 안의 리듬, 그 리듬을 통해 놀라운 치유 현상이 일어난다. 그 생명의 리듬이 우리 몸을 건강하게 하고, 우리 마음을 행복하게 하며, 우리 영혼을 평화롭게 해준다. 아울러 우리의 뇌 속에 저장된 생명의 리듬을 회복하는 순간, 우리 내면에 방치되었던 놀라운 잠재능력이 계발되기도 한다.

그동안 우리는 자기의 본래 리듬을 잃어버렸으며, 자기의 본래 리듬을 외면한 채 주위 사람들의 리듬을 흉내 내면서 살아왔다. 그런데 남을 흉내 내는 삶에는 생명력이 없다. 왜냐하면 우리 한 사람 한 사람은 모두 복사판이 아니라 원판이기 때문이다. 우리는 모두 세상에 유일한 개성적인 존재다. 우리가 저마다 각기 다른 춤을 추고, 각기 다른 노래를 불러도 그것은 자체로 놀라운 하모니를 이룬다. 이것이 생명의 리듬이 가진 신비로움이다.

감정을 창조하는 연출가가 돼라

더 이상 감정에 빠진 뇌를 방관하지 말라. 이제는 누가 뭐래도 당신이 뇌의 주인이며, 감정의 주인이라는 것을 알 것이다. 나는 당신이 감정에 끌려 다니지 말고, 감정을 능수능란하게 다루고 즐기는 연출가가 되기를 바란다.

감정의 주인으로서 춤을 추듯이 감정을 타고 즐겨라. 감정은 운명이 아니다. 내가 스스로 창조하는 것이다. 원하는 감정을 스스로 창조하고, 그것을 지속적으로 유지할 수 있다면 당신은 인생의 주인공이 될 수 있을 것이다.

뇌의 주인 되기

❷ 생각에 빠진 뇌를 구하라

생각은 창조의 근원인 동시에 온갖 불화의 근원이다.
급기야 생각은 뇌를 죽이기도 한다. 뇌를 죽이는 생각은 무수하게 많다.
후회, 집착, 원망, 불안, 수치심, 죄의식, 피해의식, 탐욕 등등.

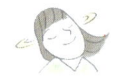

당신은 세상 만물이 어떻게 해서 만들어졌다고 생각하는가? 그리스 철학자 탈레스는 만물이 '물'에서 비롯되었다고 주장했고, 수학자 피타고라스는 만물의 근원을 '수數'라고 보았다. 나는 그것을 '생각'이라고 본다. 서두에서 '끌어당김의 법칙'과 '심기혈정의 원리'를 설명하면서도 이야기했지만, 생각이 모여 에너지를 생성하며 그 에너지가 물질로 드러난 것이 세상이기 때문이다.

생각은 창조의 근원이며, 행동의 바탕이다. 개나 고양이는 '나는 누구인가?' 또는 '나는 왜 사는가?' 하고 묻지 않는다. 동물에게는 인간처럼 생각할 수 있는 고등한 뇌가 없기 때문이다. 인간이 만물의 영장이 될 수 있었던 것도 뇌가 다른 동물에 비해 비약적으로 진화했기 때문이다. '생각'이라는 게 없었다면, 인간은 아직도 원시림을 한 발짝도 벗어나지 못했을 것이다.

생각이 뇌를 죽인다

그런데 생각은 창조의 근원이면서, 온갖 불화의 근원이기도 하다. 급기야 생각은 뇌를 죽이기도 한다. 뇌를 죽이는 생각은 하도 많아서 일일이 열거하기가 어려울 지경이다. 후회, 집착, 원망, 불안, 수치심, 죄의식, 피해의식, 탐욕 등등.

일례로 '그때 이렇게 했더라면 좋았을 텐데'하고 끊임없이 후회하는 것은 뇌를 극도로 위축시키는 결과를 낳는다. 당신이 과거에 실패했거나 망신당했던 경험을 누군가가 하루에도 몇 번씩 들추어낸다고 상상해보라. 과연 뇌에서는 어떤 일이 벌어질까?

실제로 이런 성향을 가진 사람들의 뇌를 뇌영상 촬영기기로 찍어보면, 정서와 기억을 담당하는 편도와 해마가 심하게 쪼그라든 것을 확인할 수 있다. 부정적인 감정을 동반한 생각이 뇌 안에 독성 물질을 분비시켜, 결국 뇌가 물리적으로 오그라든 것이다. 이처럼 우리가 하는 생각과 뇌 기능은 매우 밀접한 관계를 맺고 있다. 이런 상관성을 설명하기 위해 해마와 편도의 역할을 좀더 이야기해 보겠다.

해마는 이성적인 '학습 기억'을 관장하는 부분이다. 그래서 해마가 손상된 사람은 손상되기 이전의 사실은 기억하지만, 이후에 발생한 새로운 사실은 기억하지 못한다. 이에 반해 편도는 감정적인 기억을 관장하는 기관이다. 놀라움, 괴로움, 기쁨, 슬픔 등 감정과 관련된 기억은 모두 편도에서 관리한다. 쉽게 말해, 편도는 감정과 관련된 기억에 잊지 않도록 특별한 강조 표시를 해둔다고 설명할 수 있다. 이런 이유에서 어제 배운 수학 공식은 다음날 까먹으면서도, 헤어진 연인의 이름은 평생 잊지 못하게 되는 것이다.

뇌에 저장된 정보의 질이 운명을 결정한다

뇌는 기억을 통해 인간을 지배한다. 모든 판단은 기억된 정보에 근거하여 이루어지기 때문이다. 따라서 잘못된 정보를 많이 저장하고 있는 사람은 건강한 판단을 내릴 수 없으며, 건강한 인생을 살아갈 수 없다. 결국 뇌에 기억된 정보의 질이 당신의 정체성과 운명을 결정하는 셈이다.

그렇다면 같은 이치에서, 우리가 편도에 축적된 부정적인 감정을 정화하여 기억의 속성을 변화시킬 수 있다면 그것은 인생을 변화시킬 수 있다는 뜻이 된다. 이 방법이 바로 '뇌파진동'이다. 뇌파진동은 두뇌생리학을 기반으로 뇌를 컨트롤하여 감정과 생각,

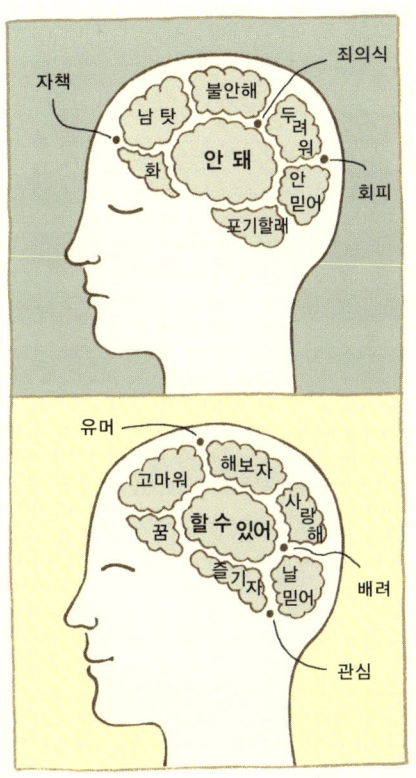

뇌파진동은 부정적인 상념에 휩싸인 생각의 채널을 긍정적인 방향으로 되돌린다.

건강을 돌볼 수 있도록 고안된 두뇌 운동법이다.

뇌가 제 기능을 못하고 망가지면, 우리 삶도 제 갈 길을 못 가고 망가지게 된다. 뇌를 살리고 나를 살리려면 뇌파진동으로 부정적인 상념에 휩싸인 생각의 채널을 빨리 긍정적인 방향으로 되돌려 놓아야 한다. 그럴 때 우리의 생각과 감정 밑바닥에 자리한, 어떠한 정보에도 오염되지 않는 순수한 생명 에너지를 만날 수 있다. 뇌파진동은 우리를 그 근원적인 에너지에 이르게 한다.

뇌에 어떤 정보를 입력하는지에 따라 뇌는 한없이 강해질 수도 있고, 한없이 약해질 수도 있다. 예를 들어, 누군가가 당신에게 왜 사느냐고 물었을 때 "그냥 죽지 못해 살지요"라고 말한다면, 당신의 뇌는 주인을 잘못 만난 죄로 두려움과 불안에 휩싸여 위축되고 말 것이다. 뇌의 주인으로 살아가는 것은, 자신에게 무한한 능력을 가진 뇌가 있다는 것을 항상 기억하며 어떠한 상황에서도 스스로를 격려하고 용기를 내는 것이다. 생각만으로 어려울 때는 뇌파진동으로 부정적인 정보를 차단하고 끊임없이 긍정적인 정보를 입력해보라. 장애와 절망은 손톱만큼 작아지고 희망이 보름달처럼 점점 부풀어 오르게 될 것이다.

뇌는 당신이 해석하는 대로 정보를 저장한다

뇌는 언제 가장 편안함을 느낄까? 그것은 당신이 잠들었을 때다. 잠자는 시간만큼은 갑갑한 에고의 울타리에서 벗어나 의식의 본래 자리로 되돌아가기 때문이다. 거기에는 두려움도 없고, 불안도 없으며, 슬픔도 없다. 남의 눈치를 보느라, 세상의 비위를 맞추느라 전전긍긍할 필요도 없다.

그런데 마치 잠을 자듯이 뇌를 쉴 수 있게 하는 방법이 바로 '뇌파진동'이다. 뇌파진동을 하면 수면 상태에서처럼 뇌를 이완시킬 수 있으며, 깊은 무의식 차원의 생각과 감정을 조절할 수도 있다. 또한 뇌에 입력된 정보들을 어떤 것에도 치우침이 없이 성찰할 수 있고, 과거의 정보들을 헤집어 지혜의 단서를 포착해낼 수도 있다.

뇌의 주인은 생각의 주인이기도 하다. 따라서 언제든지 자신의 생각을 스스로 선택하고 창조할 수 있어야 한다. '그때 이렇게 했더라면 좋았을 걸' 하고 후회와 원망으로 에너지를 허비하기보다는, '살다 보면 그럴 수도 있지. 하지만 그 덕분에 나는 교훈을 얻었고 전보다 더 지혜로워졌어' 하고 뇌를 격려해주라.

뇌는 그것이 사실인지 아닌지에는 별 관심이 없다. 당신이 그것을 어떻게 해석하는지에만 관심이 있을 뿐이다. 당신이 지난날을 '시간 낭비'라고 해석하면, 뇌는 관련된 기억에 '시간 낭비'라는 이름표를 달아 기억 저장소에 보관한다. 객관적인 진실이야 어찌 되었든, 당신의 세계에서는 그것이 진실이 되는 것이다.

 지나간 과거는 과거일 뿐이다. 과거는 우리가 더 나은 선택을 하기 위한 참고 자료로 활용하면 그것으로 충분하다. 부정적인 생각이 떠오르거나 자기도 모르게 과거에 집착하게 되거든, 당신의 뇌를 떠올려보라. 그리고 이렇게 스스로에게 물어보라. "지금 내가 뇌에게 무슨 짓을 하고 있지?" 뇌의 주인으로 사는 길은 '세상 그 어떤 것보다도 나의 뇌가 소중하다'는 것을 깨닫는 데 있다.

뇌를 잘 쓰려면 몸과 자주 놀아라

뇌를 잘 사용하려면 몸을 자주 움직이고, 몸과 놀기를 즐겨야 한다.
몸의 잠재력을 개발하면 저절로 뇌의 상태가 개선된다.
뇌파가 안정되며 뇌에 활력이 깃든다.

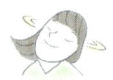

당신은 움직이는 것을 좋아하는가? 뇌를 잘 사용하려면 무엇보다 몸을 자주 움직이고, 몸과 놀기를 즐겨야 한다.

몸과 뇌는 평생 파트너로 종신 계약을 맺은 사이다. 둘 사이가 얼마나 긴밀하고 협조적인지에 따라 당신이 도달하는 성취의 수준이 달라진다. 둘 사이가 매끄럽게 잘 통하면, 생산성과 창조성도 높아지고 어떤 분야에서든 탁월한 업적을 이룰 수 있다.

뇌를 알고 싶다면 몸을 관찰하라

그럼 몸과 뇌가 과연 어떤 계약을 맺었는지 살펴보자. 몸은 심장 박동이 멈출 때까지 뇌를 따르고 사랑하겠다고 맹세했다. 뇌도 뇌파가 끊어질 때까지 몸을 행복하게 보살펴주겠노라고 약속했다. 계약대로 몸은 뇌를 전적으로 신뢰하며 따른다. 그 증거로 몸의 모든 세포에는 평소 뇌가 들려준 말, 생각, 감정들이 세세하게 기록되어 있다. 둘의 연대가 어찌나 강한지 뇌의 상태가 안 좋을 때는 몸도 비실비실하고, 뇌가 건강할 때는 몸도 활력이 넘친다.

그러니 뇌가 현재 어떤 상태인지 알고 싶다면, 당신의 몸을 관찰해보면 답이 나온다. 몸의 전체적인 컨디션이나 몸짓, 걸음걸이, 냄새, 목소리 등을 통해 뇌의 상태를 충분히 미루어 짐작할 수 있다. 축 늘어진 어깨는 두뇌가 활력을 잃었다는 사실을 암시하며, 힘차고 경쾌한 발걸음은 뇌세포가 생기로 충만하다는 사실을 대변해준다. 얼굴 표정이나 말투를 통해서도 뇌의 컨디션을 진단할 수 있다. 이처럼 뇌는 처리한 모든 정보를, 자신의 파트너인 몸을 통해 여과 없이 드러낸다.

몸과 뇌가 이처럼 긴밀하게 연결되어 있으니, 우리는 몸을 단련하고 몸의 잠재력을 개발함으로써 뇌의 상태를 개선할 수 있다. 실제로 몸을 자주 움직이기만 해도 뇌파가 달라지고 뇌가 상쾌해진다.

기분이 처지고 머리가 복잡할 때는 집안에 가만히 웅크리고 있지 말고 근처 공원에라도 나가서 신나게 걸어보라. 발가락에 힘을 주고, 두 팔을 힘차게 흔들면서, 무작정 걸어보는 것이다. 얼마 지나지 않아 온몸에 미세한 진동이 일어나면서 머리가 맑아지고 기분이 한결 가벼워질 것이다(164쪽 참조). 이 걸음걸이는 내가 2년 전에 낙마 사고를 당해 운신하기 어려웠을 때 스스로 몸을 치료하기 위해 개발한 방법으로, 나는 여기에 '장생보법長生步法'이라는 이름을 붙였다. 건강하게 오래 살게 해주는 걸음걸이라는 뜻에서다. 장생보법은 우리의 뇌와 몸을 걸음걸이를 통해 하나로 연결한다. 우리는 걸음걸이를 통해서도 뇌파를 안정시키고 뇌에 활력을 불어넣을 수 있다.

또한 자주 웃는 것도 뇌의 건강을 돌보는 좋은 방법이다. 어떤 이는 웃을 일도 없는데 어떻게 자주 웃느냐고 할지도 모른다. 그러나 웃을 일이 있어야만 웃는 것이 아니다. 웃을 일이 없어도 웃음을 선택할 수 있는 사람이 뇌를 잘 쓰는 사람이다.

이처럼 몸을 이리저리 움직여 뇌로 가는 에너지가 많아지면 뇌가 저절로 활성화되기 시작한다. 막혀 있던 인체의 에너지 통로가 뚫리면서, 온몸 구석구석으로 에너지가 전달되기 때문이다. 그리고 에너지가 충전되면, 채워진 에너지를 어디론가 사용하고 싶다는 의욕이 샘솟기 시작한다. 뭔가에 도전하고 싶고, 무엇이든 해낼 수 있을 것 같은 자신감이 생긴다. 이런 이치에서 몸의 에너지가 고갈되어 무기력한 이에게 "넌 왜 그렇게 만사 의욕이 없니?"라고 질책해봐야 그를 더욱 궁지로 몰아넣을 뿐, 하나도 도움이 되지 않는다. 무기력한 사람은 먼저 몸의 에너지를 채우는 데 온 힘을 기울여야 한다. 몸에 에너지가 차면 저절로 외부를 향해 의욕이 뻗어 나가게 마련이다.

진정한 '긍정의 힘'을 가지려면

오늘날 많은 사람들이 '긍정의 힘'의 중요성을 이야기한다. 긍정적인 태도를 가지면 그것이 외부의 긍정적인 에너지와 공명하게 되고, 그러다 보면 우리 인생이 긍정적인 방향으로 펼쳐진다는 것이다.

그런데 이 '긍정의 힘'에도 비밀이 있다. 긍정을 잘 하려면 우선 자기가 가진 에너지가 충만해야 한다. 에너지가 충만할수록 우리는 일어나는 모든 사건에 대해 더 쉽게 긍정적인 자세를 가지게 되며, 따라서 부정적인 의식에 휩쓸리지 않고 좋은 선택을 할 수 있게 된다.

반면에 에너지가 바닥났을 때는 누구나 부정적으로 되게 마련이다. 사업을 하다가 똑같이 실패를 해도 '지금은 넘어졌지만, 난 다시 일어날 수 있어!'라고 생각하는 사람이 있는가 하면, '내가 원래 그렇지. 넘어질 줄 알았어'라고 패배주의에 빠지는 사람이 있다. 그 사람의 의식 체계, 다른 말로 에너지장에 따라 이렇게 다른 결론이 나오는 것이다.

몸을 자주 움직이면 자기가 가진 에너지의 수준도 향상된다. 처음에는 에너지가 충만해지고, 다음에는 강해지며, 나중에는 맑아진다. 에너지가 충만하고 맑아지면, 옳으니 그르니 잘했느니 잘못했느니 하는 표면의식의 소리는 잠잠해지기 시작한다. 대신에 우리의 더 깊은 내면세계에 자리한 심층의식의 목소리가 흘러나온다. 진정한 지혜와 자신감, 용기가 우러나온다. 우리가 갖고 태어났지만 잠들어있던 근원적인 에너지가 깨어나는 것이다.

에너지체를 흔들어 깨우는 뇌파진동

우리의 몸은 세 가지 차원으로 존재한다. 먼저, 눈에 보이는 물질적인 차원의 육체(physical body)가 있고, 에너지적인 차원에서 존재하는 에너지체(energy body)가 있다. 마지막으로 영적인 차원의 몸인 영체靈體(spiritual body), 다른 말로 정보체가 있다. 우리 몸은 육체, 에너지체, 정보체가 상호 관계를 맺으면서 하나의 유기체로 통합되어 작동한다. 가운데 자리한 에너지체는 육체와 정보체를 이어주며, 가장 바깥쪽에 자리한 정보체는 육체와 에너지체를 주관한다.

육체, 즉 피지컬 바디의 특징은 물질이라서 볼 수도 있고 만질 수도 있다는 점이다. 시각, 청각, 촉각 등 오감을 통하여 감각적으로 인지할 수 있다. 반면에 에너지체는 육체와 같은 오감의 느낌은 아니지만, 기氣 감각을 터득한 사람이라면 일종의 느낌으로(오감을 초월한 육감으로) 감지할 수 있는 차원이다. 심신이 이완되고 정신이 깨어 있을 때 몸 주위를 의식해보면, 육체를 둘러싸고 있는 기氣적인 차원의 몸, 즉 에너지체를 느낄 수 있다.

이 에너지체는 육체의 안과 밖을 자유로이 드나들면서 그 주위를 감싸고 있는 몸이다. 끝으로 정보체는 물질적인 감각으로는 느낄 수 없는 정보의 영역이다. 이때 정보는 어떤 사실이나 지식뿐만이 아니라 상상, 생각, 감각, 감정 등을 모두 포괄하는 차원의 정보를 뜻한다.

뇌파진동은 이 가운데 잠들어 있는 에너지체를 흔들어 깨우는 방법이다. 에너지체가 살아나면 동시에 육체도 살아난다. 선도에서는 이것을 심기신心氣身 일체라고 하는데, 현대인들이 대부분 활동적이지 못한 것은 이 에너지체가 허약하기 때문이다. 에너지체가 허약하면 몸과 마음의 연결성이 무너지면서 몸 따로 마음 따로 놀게 된다. 자신의 생각이 몸으로, 행동으로 이어지지 못하는 것이다. 이것을 소위 '생각에 빠져 있다'고 한다. 이럴 때에는 몸을 한 번 움직여 막혀 있는 몸과 마음의 연결성을 회복시켜 주는 것이 효과적이다. 뇌파진동의 원리도 마찬가지다.

'새해에는 열심히 운동해서 감량을 해야지!' 하고 결심했지만 몸은 여전히 방 안을 뒹굴고 있다면, '지금 내 몸이 생각에 빠져 있구나' 하고 진단하면 옳다. '심기신' 일체의 상태를 체험하고 싶다면 어서 뇌파진동을 하라. 뇌파진동으로 에너지체가 살아나면, 자연스럽게 우리는 내부의 힘에 주파수를 맞추게 된다. 이 힘은 태어날 때부터 우리에게 있었던 힘이며, 수력발전소니 풍력발전소니 하는 것들과는 비교할 수 없을 정도로 엄청난 힘이다.

뇌파진동을 통해 '내부의 힘'과 만나라

내 인생이 바뀐 것은 내면에 간직된 '내부의 힘'을 끌어내서 사용할 수 있게 되었기 때문이다. 나는 학창 시절에 '가능성이 없는 학생'으로 불릴 만큼 문제아였다. 하지만 내 안에 잠들어 있는 이 힘을 발견하게 되면서부터 인생이 달라졌다. 성공한 사람들의 대부분은 자신이 인식하든 못하든 간에 이 힘을 발견하고 터득한 사람들이라고 할 수 있다. 하지만 보통 사람들은, 그런 원리를 터득하지 못한 탓에 내부의 힘을 분산시키고 흐트러뜨리고야 만다.

모든 사람은 '하나의 힘'을 사용하고 있다. 왜냐하면 이 우주에는 오로지 이 하나의 힘만 존재하기 때문이다. 이 힘은 곧 알게 되겠지만, 누구나 끌어다 쓸 수 있을 만큼 충분하고 무한하다. 오로지 하나이기 때문에 충분하고 무한한 것이다.

내가 이 힘을 활용해서 내 뜻을 성공적으로 펼칠 수 있었던 것처럼, 당신도 뇌파진동을 통해 곧 이 힘을 활용하게 될 것이고 그러면 인생의 새로운 가능성이 열릴 것이다.

이것만은 꼭 기억하자!

1. 뇌의 주인임을 선언하라

뇌를 사용하는 주체는 바로 나 자신이다. 뇌의 주인이라는 자각이 있어야만 우리는 삶을 주도적이고 창조적으로 살아갈 수 있다. 그런 자각이 없다면, 결국 과거에 사로잡혀 새로운 오늘을 창조하지 못한다. 결국 뇌가 만들어둔 현실에 갇혀버린다.

2. 뇌의 주인이 되기 위한 생각법

뇌의 주인이 되려면 다음의 질문들과 친해져야 한다. •나의 뇌를 어떻게 만들어나가면 좋을까? •나의 뇌에 어떤 정보를 입력할까? •나의 뇌를 성장시키는 데 필요한 것은 무엇인가? •뇌는 분명이 내 것인데, 내 마음대로 안 되는 이유는 무엇일까? 이 질문들을 던지다 보면 뇌에 대한 종래의 잘못된 선입견들이 점차 뒤로 물러난다.

3. 부정적인 정보를 털어내라

당신의 내면에 여전히 분노나 원망이 쌓여 있다면, 그런 현실을 창조하게 마련이다. 그러니 원하는 인생을 창조하고 싶다면 뇌 속에 잠복해 있는 부정적인 정보부터 털어내라. 뇌 속에 잠복한 부정적인 상념들은 뇌파를 산만하게 만드는 등 뇌의 정보 처리에도 치명적인 장애를 일으킨다.

2장

뇌의 비밀, 인생의 비밀

- 뇌가 내 말을 듣지 않는 이유
- 뇌는 3층 구조다
- 꿈은 뇌간에 새겨라
- 뇌 운영 시스템, 보스BOS의 원리
- 꿈이 클수록 뇌가 활성화된다
- 뇌교육, 뇌를 믿어주는 교육법
- 소크라테스 대화법 – 뇌에게 물어보라

뇌는 모든 답을 알고 있다.
뇌에게 맡겨두면, 뇌가 스스로 답을 찾는다.

뇌가 내 말을 듣지 않는 이유

뇌가 당신의 말을 안 듣는 것은, 안 들으려고 안 듣는 게 아니다.
뇌에는 늘 수많은 정보가 동시다발적으로 쏟아지기 때문에
어떤 목소리를 따라야 좋을지 갈피를 못 잡을 뿐이다.

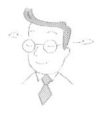

당신은 앞에서 "나는 내 뇌의 주인이다!"라고 선언했다. 하지만 아직까지 뇌를 어떻게 사용하면 좋을지 감이 안 잡힐 것이다. '어떻게 하면 뇌를 잘 사용할 수 있을까?' '이렇게 하면 뇌가 나의 말을 잘 들을까?' 그것은 마치 처음 차를 몰게 된 초보 운전자의 고민과도 같다.

당신이 뇌의 주인이라는 것은 의지의 차원이지, 현실로 이루어진 것이 아니다. 따라서 과거의 현실과 현재의 의지가 뒤죽박죽되어 혼란스러울 수밖에 없다. 그 혼란의 과정을 좀더 풀어서 설명하면 이렇다.

지나간 과거의 결과물인 뇌회로는 관성의 법칙에 따라 뇌에 기

억된 습관대로 정보를 처리하려고 한다. 아무리 뇌의 주인인 당신이 뇌에 새로운 명령어를 집어넣어도 완강하게 저항한다. 심지어 뇌과학자들조차도 뇌는 본래 가장 손쉬운 방향, 에너지가 적게 드는 방법을 선호하기 때문에 사용자인 당신이 아무리 새로운 의지를 가져도 행동은 좀처럼 바뀌지 않는다고 말할 정도다. 그러니 뇌의 주인 노릇을 하려면, 적어도 초반에는 그 관성의 법칙을 이겨내는 노력을 기울여야 한다. 하지만 그렇다고 지레 겁부터 집어먹을 필요는 없다. 내가 아는 뇌는 양면성을 가졌다. 뇌는 편한 길도 찾지만 모험도 즐길 줄 안다. 문제는 어떻게 뇌를 훈련하고 길들이느냐다.

뇌가 내 말을 안 듣는 이유

뇌를 잘 다루기 위해서는 우선 뇌가 정보를 처리하는 방식부터 알아야 한다. 정확히 말해서 뇌가 당신의 말을 안 듣는 것은, 안 들으려고 안 듣는 게 아니다. 뇌에는 늘 수많은 정보가 동시다발적으로 쏟아지기 때문에 어떤 목소리를 따라야 좋을지 갈피를 못 잡을 따름이다.

그러므로 당신이 뭔가 중요한 목표를 세웠다면 주인다운 목소리로 뇌에 그 사실을 전달하라. 자신감 있고 당당하게 말할 수도 있고, 심장이 떨릴 만큼 간절한 감정을 실어서 말할 수도 있다. 방법이야 어찌 되었든 주인다운 태도로 뇌에게 명령하지 않는다면, 당신이 한 말은 외부에서 들려오는 수많은 정보들 가운데 하나로 전락하고 말 것이다. 우리 뇌에는 지금 이 순간에도 엄청난 양의 정보가 쏟아져 들어오고 있기 때문이다.

예를 들어, 뇌의 하루를 상상해보자. 뇌는 당신이 눈을 떠서 잠자리에 들 때까지 오감을 통해 쉴 새 없이 보고를 받는다. 신문을 읽고, 라디오를 듣고, 책을 읽고, 동료와 이야기를 나누고, 커피숍에서 옆 테이블 사람들이 주고받는 얘기를 듣고……. 여기에는 아무런 여과 장치도 없다. 뇌는 외부의 정보를 아무런 분별도 하지 않고 일단 무조건적으로 받아들인다. 그리고 그 정보와 과거의 기억들을 조합하여 생각을 만들고, 감정을 일으키고, 우리가 생활하는 데 필요한 지식을 생성한다.

여기서 당신이 간과해서는 안 되는 사실이 있다. 과연 이렇게 해서 뇌에 기록된 정보들 가운데 당신이 주체적으로 창조한 것이 얼마나 되는가? 당신은 외부에서 수동적으로 주어지는 정보들을 자기 생각이라고 착각하며 살고 있지는 않은가? 말하자면 '남의 뇌'를 빌어서 생각하고 있는 것은 아닌가?

가령 TV에서 당신이 가장 좋아하는 연예인이 나와서 자동차 선전을 한다고 치자. 당신의 눈과 귀는 어느 때보다 집중하여 그 정보를 받아들이고, 그것은 뇌에도 또렷한 기억으로 각인된다. 그리고 이런 일이 반복되면 당신은 구체적인 근거도 없이 그 자동차에 대해서 선망하는 마음을 갖게 되고, 누군가가 "새 차를 사려고 하는데, 어떤 차가 좋을까?" 하고 물으면 "야, 당연히 그 차를 사야지!" 하고 대답하게 된다. 이런 당신의 생각은 과연 당신의 것인가, 광고주의 것인가?

정보 분별력을 회복하라

뇌에서 일어나는 대부분의 혼란은 이런 데서 비롯된다. 외부에서 무작위로 쏟아져 들어오는 정보들을 선별하거나 정리하는 '정보 분별력'이 부족하기 때문이다. 다시 말해서, 당신이 뇌의 주인으로서 주체성을 발휘하지 않은 것이다. 자기 생각의 주체성을 포기하다니, 이렇게 엄청난 '직무 유기'도 없을 것이다.

  어서 빨리 뇌의 주인으로서 리더십을 회복하라. 뇌의 주인은 외부에서 들어오는 정보도 적절하게 처리해야 하지만, 내부에서 생성되는 정보에 대해서도 책임질 줄 알아야 한다. 자기 스스로 주체성을 가지고 창조적인 정보를 생산할 때, 우리는 오감에 따라 혼란스럽게 휩쓸리는 뇌가 아니라 뇌의 뜻대로 오감을 즐길 수 있게 된다.

물론 바깥에서 들어오는 정보가 모두 나쁜 것은 아니다. 그 중에는 신비한 운명의 힘으로 당신이 위대한 미래의 청사진을 그리도록 안내하기도 한다. 하지만 그것들 가운데 상당수는 우리에게서 생각의 주체성을 빼앗고, 세상의 편견과 남의 잣대에 의존하도록 우리의 뇌를 길들인다.

재미있는 사실은, 뇌는 들어오는 정보가 진실인지 아닌지 판단하지 않는다는 점이다. 뇌는 그저 그것이 어떤 정보인지에만 관심이 있을 뿐이다. 그래서 우리는 슬픈 영화를 보면 눈물을 흘리고, 무서운 영화를 보면 자기에게 위험이 닥치기라도 한 듯이 비명을 지른다.

그 정보가 실제가 아닌 영화, 즉 가짜라는 것을 알면서도 뇌는 그것이 사실인 양 반응한다. 바로 뇌의 이러한 특성 때문에 정보 처리가 더더욱 중요하다. 자칫하면 당신이 방관하는 사이에 신성한 뇌에 온갖 잡동사니만 가득 찰 수도 있다.

뇌는 오감의 지배를 받는다

뇌는 모든 정보를 받아들인다. 오감의 주목을 받기만 하면 어떤 정보든 뇌로 흘러 들어온다. 이 사실은 우리의 뇌가 오감의 지배를 받게 마련이라는 의미가 된다. 실제로 대부분의 사람들은 더 나은 감각적인 만족감을 얻는 데 전 생애를 바친다. 더 근사한 옷과, 더 맛있는 음식과, 더 포근한 잠자리와, 더 넓은 집과…… 우리가 추구하는 목록은 끝이 없다. 오감의 유혹은 너무나도 끈질기고 집요해서 자칫하면 감각의 노예로 살게 된다.

그렇다면 우리는 어떻게 해야 진정한 뇌의 주인이 될 수 있을까? 물질적인 쾌락을 좇는 오감의 지배에서 벗어나 어떻게 하면 정말 내가 원하는 인생을 창조할 수 있을까?

이제부터 그 말을 뇌에게 물어보라. 뇌에 대고 당신의 질문을 간절하게 던져보라. 모든 답은 이미 당신의 뇌 속에 있다.

뇌는 3층 구조다

기억과 학습 등의 이성 작용, 희로애락을 비롯한 감정 반응, 호흡과
호르몬 작용 같은 생명 현상 등 인간의 모든 정신 활동은
모두 뇌의 3층 구조를 기반으로 이루어진다.

뇌와 소통하려면 뇌의 기본 구조 정도는 알고 있는 게 도움이 된다. 다음의 기본 내용만 알아도 당신이 뇌를 이해하는 데는 아무 부족함이 없을 것이다.

뇌는 크게 뇌간, 대뇌변연계, 대뇌피질의 3층 구조로 이루어져 있다. 인간의 뇌는 이 순서를 밟아서 진화해왔다. 그것은 종속 변이를 반복하는 태아의 뇌 발달 과정을 관찰해도 확인할 수 있다. 태아의 뇌는 엄마 뱃속에서 수정된 지 3주가 지나면서부터 발생하는데, 이때 가장 먼저 완성되는 것이 뇌간이다. 이것을 바탕으로 대뇌변연계(이하 변연계)가 형성되며, 그에 이어 대뇌피질이 발달한다. 뇌의 3층 구조는 서로 도움을 주고받으면서 뇌 전체의 기능

을 수행해나간다.

그런데 여기서 한 가지 주의할 점이 있다. 내가 말하는 '뇌의 3층 구조'라는 표현이 어디까지나 설명하기 쉽게 편의상 만든 개념이라는 점이다. 인간의 뇌는 고도로 복잡하고 유기적으로 작동하기 때문에, 명확한 세 개의 층으로 나누어서 생각한다는 것이 불가능하다. 그럼에도 불구하고 내가 '3층 구조설'로 뇌를 설명하는 까닭은, 그것에 입각해서 뇌를 바라보면 인간의 주요한 정신 활동인 생각·감정·무의식을 더 쉽게 이해할 수 있기 때문이다.

세 개의 뇌 – 뇌간, 대뇌변연계, 대뇌피질

우선 뇌간에 대해서 알아보자. 뇌간은 뇌의 가장 깊숙한 곳에 자리 잡고 있으며 '생명뇌'라는 별칭으로 불린다. 진화 단계상으로 볼 때 파충류 시절부터 생겼으니 가장 나이가 많은 뇌다.

이곳에서는 주로 호흡과 순환, 소화, 생식 등 생존에 필수적인 기능을 수행한다. 그것은 모두 인간이 의식적으로 조절할 수도 없고 조절해서도 안 되는 기능들이다. 가령, 눈의 깜빡임이나 들숨과 날숨 따위를 우리가 일일이 신경을 써서 관리해야 한다고 상상해 보라. 상상만으로도 힘에 부친다는 기분이 들지 않는가?

뇌간의 기능은 저절로 작동하는 것이니 우리가 신경을 쓰지 않

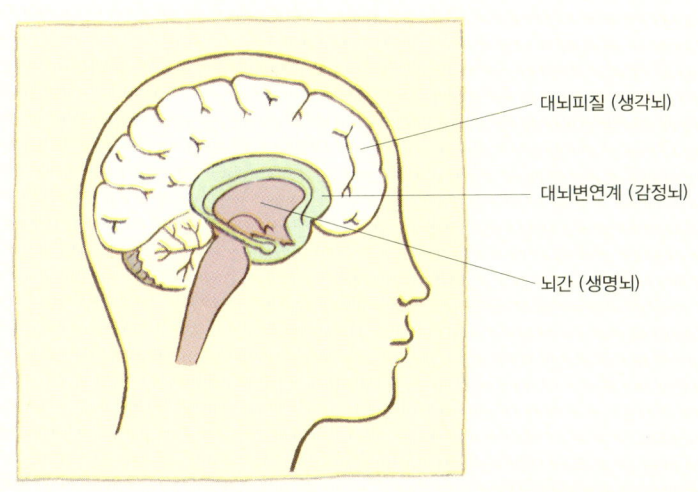

뇌 구조도

'뇌의 3층 구조'라는 표현은 어디까지나 설명하기 쉽게 편의상 만든 개념이다.
하지만 '3층 구조설'에 입각해서 뇌를 바라보면
인간의 주요 정신 활동인 생각·감정·무의식을 더 쉽게 이해할 수 있다.

는 것이 돕는 길이다. 뇌간이 외부의 방해를 받지 않고 정상적으로 돌아갈 때, 뇌 전체의 생명 현상도 아주 활발해진다. 면역력과 자연치유력 등 인체의 재생 능력이 활성화되며 건강이나 체력 면에서도 여러 가지 이로운 결과를 얻을 수 있다.

뇌간과 이를 둘러싸고 있는 변연계는 모두 인간의 이성보다는 본능에 속하는 힘을 관장한다. 따라서 인간이 인위적으로 조절할 수도 없고 유도할 수도 없는 엄청난 에너지를 발휘한다.

뇌간의 윗부분에 자리한 변연계는 진화 단계상으로 볼 때 포유류 시절에 생긴 것이다. 변연계는 흔히 '감정뇌'로 불린다. 이 표현만으로도 파충류 단계의 뇌에서 비약적으로 발전했음을 알 수 있다. 파충류의 뇌가 고작해야 생명을 유지하는 데 급급했다면, 포유류 정도의 고등 동물 단계에서는 웃고 울고 화내고 기뻐하는 감정 반응을 할 줄 알게 된 것이다. 변연계는 인간의 희로애락을 관장한다. 특히 변연계에 있는 편도체는 좋고 싫음을 결정하며 정서적인 기억 과정에 참여한다. 물론 감정을 만들고 인식하는 일도 여기서 처리한다.

여기서 짚고 넘어가야 할 이야기가 하나 있다. '감정뇌'인 변연계는 대체로 '생각뇌'인 대뇌피질에 의해 짓눌리고 억압당하기 쉽다는 점이다. 쪼그라들어 있는 변연계를 위해 우리가 할 수 있는 일은 과거의 부정적인 감정을 정화하고 긍정적인 감정을 강화하는 일이다. 당신이 이 작업을 얼마나 성공적으로 해내는지에 따라, 대뇌피질의 창조성과 뇌간의 생명 활동은 눈부시게 그 빛을 뿜어낼 것이다.

이제 마지막으로 대뇌피질에 대해 설명할 차례다. 뇌의 가장 바깥쪽을 둘러싸고 있는 대뇌피질은 모든 동물 중 인간에게서 가장 발달된 부위다. 별명은 '생각뇌'이며, 여기서는 언어를 토대로 기억하고, 분석하고, 종합하고, 판단하고, 창조하는 인간만이 할 수 있는 두뇌 활동이 이루어진다. 또 오감이라는 매개체를 통해 외부의 사물이나 현상과 접촉하고, 거기서 입수한 정보를 시시각각 대뇌피질의 안쪽에 자리한 변연계로 전달한다.

뇌간이 무의식적으로, 다른 말로 제멋대로 작동하는 뇌라면, 대뇌피질과 변연계는 인간의 의식이 개입하여 작동된다는 특징이 있다. 따라서 대뇌피질과 변연계에 관한 한 뇌의 주인인 당신의 역할이 중요하다. 당신의 지시와 선택에 따라서 뇌의 풍경이 결정되는 것이다.

세 개의 뇌를 조화롭게 발전시켜라

지구상에 있는 생명체 가운데 뇌의 3층 구조와 기능을 인간만큼 뚜렷하게 발휘하며 살아가는 존재는 없다. 기억과 학습 등의 이성 작용, 희로애락을 비롯한 감정 반응, 호흡과 호르몬 작용 같은 생명 현상 등등 인간의 모든 정신 활동은 모두 이 뇌의 3층 구조를 기반으로 이루어진다.

그런데 현대인들은 이전의 인류에 비해 대뇌피질이 비대한 반면에, 상대적으로 변연계와 뇌간이 위축되어 있다고 한다. 따라서 뇌의 주인으로서 당신의 뇌 운영 목표를, 이 세 개의 뇌를 조화롭게 발전시키는 것에 맞추어도 좋을 것이다. 어떻게 하면 대뇌피질과 변연계 그리고 뇌간을 한마음 한뜻으로 협력하게 할 수 있을지 고민해보라. 뇌 운영의 성공 여부가 여기에 달려 있다고 해도 과언이 아니다.

꿈은 뇌간에 새겨라

뇌간은 자발적으로 운영되는 '무의식의 뇌'다.
그래서 뇌간에 새겨진 꿈은 쉽게 지워지지 않는다.
뇌간에 입력된 꿈은 끊임없이 재상연되면서
그것이 실현되기를 집요하게 재촉한다.

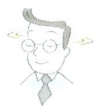

나는 앞서 뇌의 3층 구조를 설명하면서, 당신이 뇌의 주인으로서 가져야 할 뇌 운영 목표에 대해 알려주었다. 그것은 대뇌피질과 변연계 그리고 뇌간을 조화롭게 발전시키는 일이다. 여기서는 이제 그 방법을 함께 모색해볼 차례다.

뇌간을 중심으로 뇌의 3층 구조를 통합하라

큰 문제가 터지면 작은 문제는 저절로 사라진다고 한다. 세 개의 뇌를 한마음 한뜻으로 일체화하기 위해서는, 세 가지 뇌가 한 데 뭉칠 수밖에 없는 크고 중대한 과제를 스스로에게 던지는 것도 좋은 방법이다. 그리고 그 과제를 뇌의 가장 심층부에 자리한 뇌간에 새겨 넣는 것이다.

뇌간은 자발적으로 운영되는 '무의식의 뇌'다. 그래서 뇌간에 새겨진 꿈은 쉽게 지워지지 않는다. 자기도 모르게 심장이 뛰고 피가 도는 것처럼, 한 번 입력된 꿈은 끊임없이 의식에 떠올라 재상연되면서 그것이 실현되기를 집요하게 재촉한다.

그런데 뇌간은 원래 의식으로 조절할 수 있는 기관이 아니다. 뇌간을 다루기 위해서는 의식을 상당한 수준으로 집중해야 한다. 먼저 두 개의 강을 건너가야만 한다. 대뇌피질에 있는 의심과 고정관념, 변연계에 있는 두려움과 불안이라는 장애물을 통과해야 한다.

이것은 뇌의 건강과 영혼의 치유를 위해서도 꼭 필요한 과정이다. 왜냐하면 분석하고 판단하는 대뇌피질은 우리의 기본적인 욕구와 감정을 억압한다는 근본적인 문제점을 안고 있다. 이런 대뇌피질의 목소리에만 귀를 기울이다 보면 스트레스는 목 끝까지 차오르고, 인생은 숨막히는 감옥이 되어간다.

몸과 마음 그리고 영혼의 진정한 휴식을 위해서라도 '생명 에너지'의 저장소인 뇌간을 중심으로 뇌의 3층 구조를 통합시켜야 한다. 그런데 잠들지 않은 표면의식을 가지고, 무의식의 차원인 뇌간을 조절한다는 것이 과연 가능한 일일까?

나는 그 답을 이미 당신에게 알려주었다. 바로 뇌파를 조절하는 것이다. 뇌파진동을 통하면 우리의 의식은 오감의 세계에서 육감의 세계로 들어간다. 그리고 그 느낌이 더 깊어지면, 생명의 리듬을 타고 몸이 저절로 움직이는 단계에 들어간다. 무의식의 세계가 열리는 것이다. 그 자리가 바로 뇌간의 영역이다.

뇌간의 비밀은 인생의 비밀이다

그런데 뇌간은 왜 인간의 뇌 구조에서 가장 심층부에 감춰져 있을까? 이것이 뇌의 비밀이고 인생의 비밀이다. 아직까지 뇌간의 비밀이 모두 밝혀지지는 않았지만, 분명한 점은 뇌간에 있는 생명의 힘을 활용할 때 인간의 의식은 비로소 개체 의식을 초월하여 우주 의식과 연결된다는 것이다.

뇌간에는 태초의 빅뱅과 함께 시작된 생명의 리듬이 저장되어 있다. 이 생명의 리듬이 심장을 뛰게 하고, 만물을 자라게 하며, 겨울이 가고 봄이 오게 하고, 달과 지구가 같은 거리를 두고 끊임없이 쳇바퀴를 돌게 만든다.

당신이 뇌간에 있는 생명의 힘을 증폭시켜 대뇌피질과 변연계를 동시에 진동시킬 수 있다면, 당신의 뇌는 세상 무엇과도 충돌을 일으키거나 갈등하지 않는 순수한 뇌파를 회복할 것이다. 그리고 그런 순수한 뇌파를 발산할 때 우리 뇌와 몸은 저절로 치유된다.

물론 뇌간은 웬만해서는 자신의 존재를 드러내지 않는다. 당신이 호흡하고 있다는 사실을 평소에 거의 잊고 지내는 것과 마찬가지다. 뇌간이 등장하는 것은 당신의 목숨이 위협받는 극한 상황에서다. 이 때는 뇌간의 능력이 자동적으로 튀어나오는데, 그 힘이 너무도 세서 이성 작용과 감정 기능은 '일시 정지' 상태가 된 것처럼 고요해진다. 오로지 뇌간의 진동만이 드러나는 것이다. 이 뇌간의 진동은 뇌와 온몸의 세포를 흔들어 깨워서 감각과 의식의 확장을 선사한다.

뇌간의 초인적인 힘은 종종 뉴스에 등장한다. 한 동물원에서 생긴 일이다. 사자 우리 앞에서 구경하던 아이가 잘못해서 우리 안으로 빠졌다. 깜짝 놀란 어머니는 아이를 구하기 위해 힘센 장정도 어림없는 굵은 쇠창살을 순식간에 휘어서 아이를 구해냈다. 오로지 아이를 구해야겠다는 일념이 순간적으로 뇌간을 작동시킨 것이다.

만일 이 위급한 상황에서 대뇌피질이 작동했다면 어떻게 되었을까? '내 힘으로는 도저히 저 쇠창살을 휠 수 없어' 라며 이성적인 판단에 이르렀을 것이다. 또는 변연계가 작동했다면 어떻게 되었을까? '난폭한 사자가 나를 죽일 지도 몰라' 하고 두려움에 부딪쳤을 것이다. 이처럼 의심이나 두려움이 우리 뇌에 많아지면 도전적이고 창조적인 생각은 밖으로 밀려나게 마련이다. 이것은 우리 뇌간에서 일어나는 원초적인 생명력을 약화시킨다.

대뇌피질의 의심과 변연계의 두려움을 넘어라

의식이 뇌간까지 내려가려면 대뇌피질의 의심이나 변연계의 두려움을 뛰어넘을 수 있는 강력한 신념이 필요하다.

사랑하는 아이를 구해야 한다는 어머니의 일념처럼 목표를 이루고 싶다는 강렬한 열망이 있어야 한다. 그 열망이 뇌간에 들어가면 의식적으로 노력하지 않아도 끊임없이 목표에만 정신을 집중하게 될 것이고, 결국 당신의 소망은 서서히 현실로 윤곽을 드러낼 것이다.

뇌 운영 시스템, 보스BOS의 원리

컴퓨터에 '윈도즈'라는 운영 시스템이 있는 것처럼,
우리 뇌에도 BOS라는 두뇌 운영 시스템이 있다.
두뇌 운영 시스템에도 때때로 바이러스가 침투한다.
그것은 "나는 뭘 해도 안 돼"하고
뇌의 잠재력을 무시하는 부정적인 정보들이다.

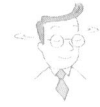

나는 뇌의 운영 원리를 한마디로 '선택하면 이루어진다'고 압축해서 설명한 바가 있다. 그것을 다른 말로 보스(Brain Operating System : 뇌 운영 시스템, 이하 BOS)라고 부른다. 그런데 보스BOS는 아무 때나 작동하는 것이 아니다. 보스BOS를 가동하기 위해서는 그만한 목표가 있어야 한다. 마치 자동차의 네비게이션을 작동시키려면 정확한 목적지를 입력해야 하는 것과 같은 이치다.

우리 뇌도 사용자가 목표를 정확하게 입력해야 원하는 결과를 얻을 수 있다. 보스BOS는 크고 가치 있는 목표를 세울 때 더 활발하게 작동된다. 무엇인가를 크게 성취하려면, 나와 온 세상을 이롭게 할 수 있는 확고하고도 분명한 목표를 세워라.

다크 브레인인가, 파워 브레인인가

하지만 그런 거창한 목표를 세운다는 게 말처럼 쉽지는 않다. 그것도 일종의 연습이 필요하다. 이를테면 우리는 작은 성취를 통해 큰 꿈으로 나아갈 수 있다. 마라톤 주자들이 하는 것처럼 우선 1마일을 달리고, 그 다음에 2마일을 달리면 된다. 점차 자기 역량을 늘려서 결국 전 코스를 완주하는 것처럼 누구나 끝까지 포기하지만 않는다면 마지막 결승점에 다다를 수 있다.

단, 그 목표를 선택할 때는 나에게도 이롭고 남에게도 이로운 선택을 해야 한다. 그런 조화로운 선택을 할 수 있는 사람이 진정으로 뇌를 잘 쓰는 사람이다. 나는 좋지만 다른 사람에게는 해가 된다면, 그것은 일시적인 쾌감은 주겠지만 결국에는 불행을 몰고 올 것이다.

거듭 강조하지만, 뇌는 주인인 당신이 의도하는 대로 결과를 만들어내는 놀라운 힘이 있다. 그래서 뇌를 생산적이고, 창조적이고, 평화적으로 쓰는 일이 중요한 것이다. 뇌가 생산적이고 창조적이더라도 평화롭지 못하다면 삶은 불행의 나락으로 떨어질 수 있다. 그래서 삶의 목적이 중요하다.

삶의 목적을 지배와 욕망에 두는지 아니면 평화와 공존에 두는지에 따라 당신의 뇌는 다크 브레인Dark Brain이 될 수도 있고, 파워 브레인Power Brain이 될 수도 있다. 뇌를 사용하는 목적이 올바를 때라야, 뇌는 본래 타고난 완전한 능력을 실현할 수 있다. 건강하고 행복하고 평화로운 삶을 창조할 수 있는 것이다.

뇌 운영 시스템에 바이러스가 침투했다면

컴퓨터에는 운영 시스템이 있다. 우리는 보통 '윈도즈windows' 라는 운영 시스템을 사용한다. 그런데 만약 여기에 바이러스가 침투하면 윈도즈가 제한적으로 작동하거나 오작동을 일으킨다. 속도도 느려지고 어떨 때는 다운돼버리기도 한다. 하지만 백신 프로그램을 실행하여 바이러스를 치료하면 윈도즈는 다시 정상적인 기능을 수행한다.

이처럼 우리 뇌에도 두뇌 운영 시스템, 즉 보스BOS가 있다. 보스BOS에도 윈도즈처럼 때때로 바이러스가 침투한다. 그것은 뇌의 잠재력을 무시하는 부정적인 정보들이다. "나는 뭘 해도 안 돼" 또는 "너 때문에 내 인생에 되는 일이 없어" 등이 대표적이다.

이런 정보에 오염되면 보스BOS는 제한적으로 작동하거나 오작동을 일으킨다. 즉 '선택하면 이루어진다' 는 뇌의 원리를 제대로 실현할 수 없게 만드는 것이다. 또는 뇌의 주인인 당신의 의도와 상관없는 엉뚱한 결과물을 출력하기도 한다. 우리가 살면서 맞닥

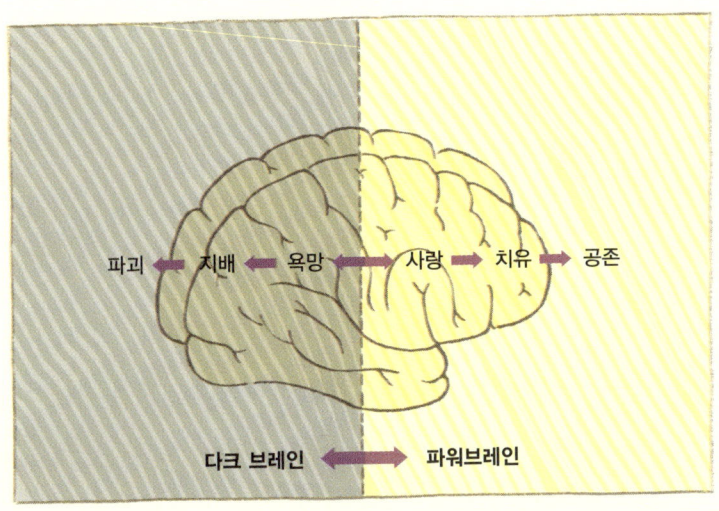

삶의 목적을 지배와 욕망에 두는지, 아니면 평화와 공존에 두는지에 따라 당신의 뇌는
다크 브레인Dark Brain이 될 수도 있고, 파워 브레인Power Brain이 될 수도 있다.

뜨리는 원치 않는 사건들이 바로 이러한 뇌의 오작동으로 빚어진 결과물들이다.

바이러스에 감염된 보스BOS를 정상화하려면 먼저 뇌 속으로 파고들어간 정보를 깨끗하게 씻어내야 한다. 여기에는 세 가지 도구가 필요하다. 즉 음악, 액션, 메시지다.

음악은 뇌파와 쉽게 공명하기 때문에 좋은 음악을 들으면 큰 노력을 들이지 않고도 간단하게 뇌파를 정상화할 수 있다. 액션은 부정적인 생각이 떠올랐을 때 가장 유용하다. 몸을 움직이면 생각을 바꾸기가 그만큼 쉬워진다. 마지막으로 긍정적인 메시지는 뇌를 치유하고 성장시키는 자양분으로 강력한 힘을 발휘한다.

당신의 뇌에 침투한 바이러스, 즉 부정적인 정보의 오염도가 약할 때는 이 중 하나만 사용해도 된다. 하지만 오염도가 심하거나 기간이 오래되었을 때는 세 가지 도구를 한꺼번에, 그리고 지속적으로 사용해야 효과적이다. 해묵은 때는 한 번 쓱쓱 문질러서 될 일이 아니기 때문이다. 빨랫방망이로 힘껏 두드려도 보고, 팔팔 끓는 물에 푹푹 삶기도 하면서 모든 방법을 동원해야 한다.

바이러스 퇴치 프로그램 – 음악, 액션, 메시지

작년 12월에 나는 서해안 태안반도를 다녀왔다. 역사상 초유의 기름 유출 사고가 발생한 현장에는 수많은 자원 봉사자들의 행렬이 이어지고 있었다.

차에서 내리자 대번 역한 기름 냄새가 진동했고, 바다 가장자리는 시커먼 기름때가 둘러쳐져 삭막하기 그지없었다. 아름답고 평화롭던 해변은 온데간데없이 사라지고 기름 범벅이 된 바위와 돌들만 덩그렇게 남아 보는 이들의 마음을 아프게 했다.

나는 기름을 뒤집어쓴 바위와 조약돌을 닦으면서 '사람들의 뇌도 이렇게 닦아낼 수 있으면 얼마나 좋을까?' 하고 생각했다. 바위는 사람들이 와서 이렇게 닦아주기라도 하지만 우리 뇌는 눈에 보이지 않으니 오염이 돼도 오염된 줄을 모른다.

깨끗한 해변이 정상적인 뇌라면, 오염된 해변은 비정상적인 뇌다. 비정상적인 뇌로는 세상을 있는 그대로 바라볼 수 없다. 검은 선글라스를 쓰고 세상이 어둡다며 불평을 터뜨리는 꼴이다. 그만큼 삶은 각박하고 삭막해진다.

과거에 평화로운 해변을 거닐 때 당신은 어떤 느낌이 들었는지 기억할 것이다. 뇌가 본래의 모습을 되찾으면 바로 그런 정서를 가지고 풍요로운 삶을 살 수 있다. 인생이 바뀌는 것이다.

뇌 속의 풍경이 풍요로워지면 우리 인생도 풍요로워진다. 무엇이든 할 수 있을 것 같은 자신감이 인생을 평화로운 에너지로 감싸

기 시작한다. 하지만 뇌 속의 풍경이 황폐해지면 우리는 세상을 비판적이고 냉소적으로 바라보며 스스로를 방어하게 된다. 뇌가 쪼그라들어 몸도 병들고, 마음도 우울해지는 것이다.

뇌의 정보가 오염되는 것은 태안반도가 기름으로 오염되는 것이나 매한가지다. 나는 밀려오는 파도가 돌을 닦아내듯, 음악으로 사람들의 뇌에 있는 부정적인 정보를 씻어내는 상상을 했다. 손으로 기름때 묻은 바위를 쓱쓱 문지르듯 뇌의 주름들 사이에 낀 때를 적극적으로 벗겨내는 액션도 떠올렸다.

뇌를 직접 만지지 않아도, 뇌파진동으로 온몸을 흔들면 뇌 속에 고인 탁한 에너지가 저절로 밖으로 빠져나간다. 몸을 흔들면서 입으로 뽑아내고 코로 뽑아낸다고 상상하면 그 상상의 에너지로 또 한번 정화가 일어난다.

마지막으로, 오염된 기름을 깨끗하게 닦아준 화공약품처럼 뇌에 쏟아 부을 정화제도 찾아보았다. 그것은 바로 '긍정적인 메시지'다. 음악, 액션, 메시지. 이 세 가지만 있으면 우리는 뇌를 항상 청결하고 쾌적한 상태로 유지할 수 있다.

왜 인생을 끌려가듯이 사는가

서해안의 시커먼 기름때가 우리 국민들의 정성으로 싹 벗겨지듯

나는 사람들의 뇌가 반짝반짝 살아나는 상상을 한다. 어둠 속에서도 빛을 볼 수 있듯이, 나는 생명이 사라진 태안 앞바다에서 꿈틀대는 희망을 보았다.

누가 시키지 않아도, 아무런 대가가 없어도 그 추운 날 그 많은 사람들이 마치 자기가 기름을 뒤집어쓴 것처럼 다급하게 몰려왔다. 돌멩이 하나하나를 들춰가면서 기름을 닦는 그들을 바라보며, 나는 우리의 오염된 마음이 씻겨나가는 것 같은 엄청난 참회와 수도의 행진이 시작되고 있음을 느꼈다.

물론 이런 사태가 아예 일어나지 않았으면 좋았을 것이다. 하지만 이번 사고가 우리 국민들의 나라 사랑을 고취할 수 있는 기회가 됐다면, 우리는 그 사랑을 더욱 살리고 키우는 일을 해야 할 것이다. 그것이 태안반도가 우리에게 주는 진정한 메시지다.

이처럼 어둠이 있기에 빛의 소중함을 깨닫게 되는 것처럼, 우리가 인생에서 만나는 모든 사건 속에는 배워야 할 교훈이 숨어 있다. 우리는 이기심을 통해 조건 없는 사랑의 위대함을 배우고, 분노를 통해서 평화에 대한 갈구를 배운다. 두려움을 통해서 용기를 배우고, 미움을 통해서 용서를 배우며, 피해의식을 통해 당당함을 배운다.

뇌는 그것이 사실인지 아닌지보다 당신이 그것을 어떻게 받아들이고 해석하는지에 더 집중한다. 하지만 불행하게도 많은 사람들이 자신에게 주어진 상황과 조건을 운명처럼 받아들이며, 그것을 바꿀 권리와 능력이 자신에게 있다는 것을 깨닫지 못한다. 그저 흘러가는 대로, 별다른 의문이나 생각 없이 수동적으로 사는 것이다. 이렇게 수동적으로 상황에 끌려 다니는 것은 뇌로서도 피곤한 일이 아닐 수 없다. 뇌가 피곤한데 당신이라고 안전할 수 있겠는가?

당신의 뇌는 완벽하다

당신의 뇌는 더할 나위 없이 완벽하다. 그것은 무한한 잠재력을 가졌으며, 당신이 선택하고 집중히는 대로 실현해낸다. 이것이 뇌가 당신의 말을 알아듣는 방식이다.

만약 당신이 기쁨에 집중하면 뇌는 기쁨을 현실로 실현한다. 즉, 당신이 기뻐할 일을 만드는 것이다. 기쁨을 실현하기 위한 목표를 갖게 하고, 그 목표를 이룰 수 있는 아이디어와 계획을 떠올리게 하고, 나아가 행동하게 한다. 그래서 이윽고 "아! 나는 기쁘다" 하고 당신이 기쁨을 체험하게 해주는 것이다. 반대로 "나는 두렵다"고 불안해하면 뇌는 두려움에 집중하여 두려워할 일을 만들어 낸다.

뇌가 무엇을 창조할지는 결국 당신의 선택에 달려 있다. 뇌파진동은 당신이 부정적인 관념과 감정에서 벗어나 좋은 선택에 집중할 수 있도록 순수한 뇌파를 만들어준다. 그 상태에서 당신이 원하는 것을 선택하라.

뇌는 당신이 선택한 것을 이루어줄 것이다. 당신이 긍정적인 선택을 할 때 정보에 지배당하는 어두운 뇌에서 생산적이고 창조적이고 평화적인 정보를 생산하는 밝은 뇌로, 무엇이 옳은지 알면서도 그것을 실천하지 못하는 허약한 뇌에서 스스로 선택하고 그 선택을 용기 있게 실천하는 파워 브레인으로 변화한다.

뇌를 잘 쓰고자 한다면 어떤 상황 속에서도 뇌의 완전함을 믿어라. 그리고 뇌의 무한한 잠재력을 활용하여 당신이 목표한 것을 현실로 이루어라.

꿈이 클수록 뇌가 활성화된다

꿈이 클수록 뇌는 더 많이 활성화된다.
당신이 뇌를 잘 경영하고 싶다면 삶의 패러다임을 욕망에서 완성으로,
지배에서 존중으로, 경쟁에서 화합으로 바꾸어야 한다.

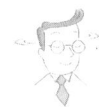

 앞에서 나는 당신이 크고 가치 있는 꿈을 추구할수록 당신의 두뇌 운영 시스템, 즉 보스BOS가 더 잘 작동한다고 말했다. 꿈은 당신이 뇌를 100퍼센트 가동하기 위한 전제 조건이다.

 단순히 나만 잘 먹고 잘 살겠다는 목표를 세운다면 당신의 뇌는 부분적인 능력밖에는 발휘하지 못할 것이다. 이기적이고 대립적인 정보는 에너지 파동을 약화시키고 뇌가 통합되는 것을 방해하기 때문이다. 똑같은 성공을 추구하더라도 어떤 성공인지, 무엇을 위한 성공인지에 따라 당신은 우주로부터 양동이만큼 작은 양의 에너지를 받을 수도 있고, 바다처럼 거대한 양의 에너지를 철철 넘치도록 받을 수도 있다.

삶의 패러다임을 '욕망에서 완성으로'

뇌는 당신의 꿈이 크고 밝을수록 더 활성화된다. 따라서 당신이 뇌를 경영하기 위해서는 삶의 패러다임을 욕망에서 완성으로, 지배에서 존중으로, 경쟁에서 화합으로, 소유에서 관리로, 사익에서 공익으로 바꿔야 한다.

욕망, 지배, 경쟁, 소유, 사익은 육체에서 나오는 감정의 소리다. 이것은 당신에게 항상 남보다 더 빨리, 더 많이 가질 것을 요구하고 마음을 조급하게 만든다. 급해지다 보니, 인체에서 제일 중요한 조화와 균형이 깨진다. 지금 그 조화와 균형이 깨졌기 때문에 우리의 몸과 마음과 정신이 건강하지 못하고 불안한 것이다.

우리 사회도 마찬가지다. 정말 안정되고 평화로운 사회가 되려면 우선 육체에서 나오는 감정의 소리부터 줄여야 한다. 이 말은 인간에게 있는 수성獸性을 극복하자는 뜻이다. 물론 수성이 있다는 것이 부끄러운 일만은 아니다. 지금까지는 이성으로 수성을 통제해왔으나, 이성으로는 통제할 수 있을 뿐이지 수성을 극복할 수는 없다.

수성은 '신성神性'을 회복할 때 비로소 극복할 수 있다. 신성은 참 사랑이고, 대 자유며, 큰 행복이고, 모두를 아우를 수 있는 하나의 완성된 모습이다. 그러므로 뇌의 주인으로 사는 사람은 뇌 속에 잠재된 신성을 주인으로 대하듯, 다른 사람을 대면할 때도 위대하고 거룩한 신성의 존재를 인정하는 것이다. 모든 것과 하나로 연결된 나를 재인식할 때 분리에서 생기는 많은 문제와 갈등을 바로잡을 수 있다.

뇌간의 본질적인 자신감을 회복하라

우리 뇌간에는 거대한 생명의 바다가 출렁이고 있다. 그곳에서는 아주 웅혼한 목소리가 당신에게 이렇게 말한다.

"나는 할 수 있다. 너는 할 수 있다. 우리 모두는 할 수 있다."

큰 생명의 세계에서 우리는 하나다. 내가 할 수 있으면 당신도 할 수 있고, 당신이 할 수 있으면 나도 할 수 있다. 결국 우리 모두는 할 수 있다!

하지만 뇌간이 말하는 '나는 할 수 있다'와 표면의식에서 말하는 '나는 할 수 있다'는 전혀 다른 차원이다. 표면의식에서 '할 수 있다'는 것은 결국 '내가 너보다 잘 할 수 있다'는 뜻이다. 이런 생각이 뇌를 혼란에 빠트리는 주범이다. 뇌에서는 항상 "나는 잘해"와 "너는 못해"라는 두 가지 이야기가 동시에 들리기 때문이다. 이 상태에서는 마음의 평화가 없다.

누구나 처음부터 완전한 자신감을 갖기는 어렵다. 하지만 언젠가는 가능하다. 이것이 가능해질 때, 뇌 속에 잠들어 있는 나머지 95퍼센트의 잠재력이 발휘된다. 하지만 표면의식의 수준일 때, 즉 너와 내가 다른 차원에서는 뇌가 5퍼센트의 기능밖에 발휘하지 못한다. 나머지 95퍼센트의 가능성을 여는 열쇠는 너와 내가 하나로 통합될 때 가능하다.

물론 처음에는 표면의식 차원에서의 자신감도 필요하다. 이것을 키워서 한계를 뚫고, 뚫고, 또 뚫으면 뇌간의 본질적인 자신감, 즉 물개가 태어날 때부터 헤엄을 치듯 원시 정보로서의 자신감을 회복할 수 있다.

이 자신감은 오감에서 전달되는 어떤 정보에도 흔들리지 않는다. 현실에서 일어나는 모든 일을 바라보지만, 그 돌부리에 걸려 넘어지는 법은 결코 없다. 뇌의 원리를 아는 사람들의 자신감은 절대적이다.

"안 되는 건 없다. 될 때까지 하면 된다. 실패는 없다. 이것도 성공하는 과정일 뿐이다"라는 신념화된 정보가 내면에 단단하게 자리를 잡고 있기 때문이다. 맞다. 모든 일은 그냥 되는 게 아니라, 내가 '된다'고 하니까 되는 것이다. 모든 일은 그냥 일어나는 것이 아니라, 내가 '선택'하니까 일어나는 것이다.

뇌를 아는 사람의 '성공 습관'

절대적인 자신감을 회복한 사람들은 성공을 이루는 방식도 남다르다. 많은 사람들은 '성공'에 대해 갖는 선입견이 있다. 성공이라는 높은 봉우리는 마치 자신의 소중한 생명력을 낭비해가며 악착같이 투쟁하고 경쟁해야만 오를 수 있다고 믿는 것이다.

하지만 그것은 뇌의 원리를 모를 때 쓰는 방법이다. '뇌 운영 시스템'을 아는 사람들은 자신의 생명력을 더 활발하게 고양시킴으로써, 그 내적인 파워로 자신의 꿈을 함께 일궈갈 동업자와 필요한 재화들을 끌어당긴다. 또한 똑같이 물질적인 부와 성공을 목표로 삼으면서도, 거기에 반드시 개인 완성과 전체 완성에 대한 비전까지 포함시킨다.

한번 상상해보라. 당신의 성공을 통해 수많은 사람들이 건강을 되찾고, 국가와 민족, 종교간의 분쟁과 갈등이 해소되며, 지구촌 난민들이 가난과 질병에서 벗어나고, 세계 곳곳에 글로벌 인재들이 육성되며, 이 세상이 더욱더 건강하고 행복하고 평화로워지는 모습을. 아마 당신의 뇌는 이 상상만으로도 생애 최고의 기쁨과 행복을 느낄 것이다.

온 천지에는 우리가 충분히 쓰고도 넘칠 만큼 막대한 양의 '우주에너지'가 있다. 그런데 왜 소수의 몇몇 사람들만 그것을 사용할 수 있는지 아는가? 그것은 우리가 우주의 에너지에 공명할 수 있는 의식 수준에 이르지 못했기 때문이다.

우주의 근원적인 에너지는 우리의 뇌파가 순수뇌파로 되었을 때만 체험할 수 있는 기운이다. 이 순수뇌파가 온 우주에 있는 근원적인 에너지와 공명하면서 당신의 뇌에 있는 무한한 생명 에너지를 가동시키는 것이다. 나는 이것을 '심기혈정心氣血精'의 원리라고 설명했다. 즉 마음이 있는 곳에 기가 있고, 기가 있는 곳에 혈이 있고, 혈이 있는 곳에 정이 있다는 뜻이다.

뇌간에 잠재된 신성과 만나라

이제 당신은 뇌의 원리를 알고 그것을 활용함으로써 생활 속에서 새로운 변화를 창조할 수 있을 것이다. 그리고 때가 되면, 당신은 물질적인 가치 추구에서 벗어나 인류의 건강과 행복, 평화를 위해 당신의 지혜와 사랑을 나누는 일에도 당신의 삶을 바치게 될 것이다.

뇌교육, 뇌를 믿어주는 교육법

이런 교육 방법론의 바탕에는 뇌의 완전성을 전적으로 신뢰한다는 전제가 깔려 있다. 뇌는 모든 답을 알고 있으며, 뇌에게 맡겨두면 '뇌가 스스로 답을 찾는다'는 것을 인정하는 것이다.

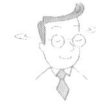

나는 앞으로 우리 학교 교육도 뇌의 운영 원리에 맞게 바뀌어야 한다고 생각한다. 뇌의 운영 메커니즘을 고려한 새로운 교육 방법론이 필요하다는 얘기다.

지금까지 교육은 주로 세 가지 차원에서 이루어졌다. 행동 차원의 교육, 생각 차원의 교육, 감정 차원의 교육이 그것이다. 그런데 아이들에게 내면으로부터의 변화, 즉 근본적인 변화를 이끌어 내기 위해서는 정보 차원의 교육이 필요하다.

행동, 생각, 감정 차원의 교육에서 정보 차원의 교육으로

간단한 예를 들어보겠다. 학교 선생님들이 일상적으로 겪는 문제가 있다. 만약에 아이들이 싸웠다고 하자. 이때 선생님이 할 수 있는 첫 번째 방법은 행동을 규율하는 교육이다.

"싸우면 안 돼, 사이 좋게 지내야지. 싸우면 벌줄 거야. 사이 좋게 지내면 선생님이 상 줄게"하고 행동 자체를 가르치는 교육이다. 물론 이것도 필요하다. 그러나 근본적인 것은 아니다.

그것보다 조금 더 발전한 상태의 교육이 생각 차원의 교육이다. 선생님은 이렇게 타이른다. "네가 친구를 때렸을 때 친구는 얼마나 아팠겠니? 너도 남이 때렸을 때 자존심도 상하고 아팠잖니? 입장을 바꾸어놓고 생각해보자. 너도 그것을 원하지는 않지? 네가 원하는 것이 뭘까? 어떻게 하면 모두가 다 좋을까?" 이런 식으로 질문하면서 아이가 스스로 올바른 생각을 선택할 수 있도록 유도하는 교육이다.

하지만 이것도 한계가 있다. 왜냐하면 이 아이는 자기 안에서 끓어오르는 어떤 감정을 통제하지 못했기 때문이다. 또 남보다 훨씬 분노를 강하게 느끼는 아이라면 아무리 올바른 가치관이 있어도 스스로를 통제하기가 어려울 것이다.

이런 한계점들을 극복하기 위해 그동안 뇌교육에서는 뇌를 정화하는 다양한 방법을 통해 감정을 다스리는 교육을 해왔다. 아이의 편도에 있는 '분노'라는 감정을 정화해주고 에너지 상태를 맑게 해주면, 아이는 저절로 긍정적인 생각을 하게 된다. 기존의 교육법에 비하면 상당히 발전한 교육 방법이다.

그러나 감정은 습관화된 과거의 정보 패턴에 따라 비슷한 상황을 만날 때마다 반복해서 분출되기 때문에, 더 근원적인 차원에서 접근할 필요가 있다. 가벼운 차원의 정보는 쉽게 바뀌는 반면 오래된 습관에서 나오는 정보는 바꾸기가 어렵다. 그렇다고 바꿀 수 없는 것은 아니다. 단지 시간이 조금 더 걸릴 뿐이다.

따라서 뇌교육에서는 습관화된 정보 패턴을 바꾸는 근본적인 처방법으로 교사들에게 '뇌파진동'을 보급하고 있다. 뇌파진동을 체험한 아이들은 머리가 맑아지고 발걸음이 구름 위를 걷는 것처럼 가벼워진다고 말한다.

뇌의 완전성을 전적으로 신뢰할 것

이러한 교육 방법론의 바탕에는 뇌의 완전성을 전적으로 신뢰한다는 전제가 깔려 있다. 뇌는 모든 답을 알고 있으며 뇌에게 맡겨두면 '뇌가 스스로 답을 찾는다'는 것을 인정해주는 것이다. 여기서 당신이 할 일은 뇌를 소중하게 여기고, 뇌가 본래 가지고 있는 완전성이 나타날 수 있도록 뇌의 컨디션을 조절해주는 것이다.

뇌파진동을 통해 뇌 운영 시스템이 정상화되면 전에는 잘 안 보였던 문제가 확대경을 갖다댄 듯 선명하게 드러난다. 무엇이 문제인지 분명하게 드러나니 해답도 불을 보듯 훤하게 알 수 있다. 이 상태에서 많은 사람들이 자기 문제를 해결하고 자신의 가치를 새롭게 깨닫는다. 자기 삶의 목표를 찾게 되고, 그것을 실현할 수 있는 힘을 얻게 된다.

당신에게 뭔가 문제가 있을 때 뇌파를 조절할 수 있다는 사실을 잊지 마라. 답은 항상 당신의 뇌 안에 있다.

소크라테스 대화법 - 뇌에게 물어보라

나는 철인 소크라테스가 뇌간에서 답을 듣고 진리를 깨친 사람이라고 생각한다.
그는 "너 자신을 알라"라는 명언을 남겼는데, 현대에 살았다면
분명히 이렇게 말했을 것이다. "사람들이여, 당신의 뇌를 알라!"

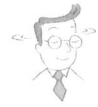

내 이야기를 좀 해보려고 한다.

나는 아주 어릴 때부터 삶에 대한 의문이 많았다. 부모님은 내가 말을 배울 때부터 툭하면 "나는 왜 이곳에 있어요? 여기서 뭐 하는 거예요?"라는 질문을 던졌다고 한다. 나도 그러한 질문을 했던 것이 어렴풋이 기억난다.

대부분의 아이들은 어느 순간부터 이런 질문을 그치고 세상에 적응하여 또래와 어울리는 것에 열중하게 된다. 하지만 난 고집스럽게 이 질문에 매달렸다. 그런데 그 답은 아무리 오래 매달려도 찾을 수가 없었다.

본질적인 문제가 풀리지 않으니 그 외의 다른 것들은 시들하고

의미가 없었다. 그저 껍데기로만 사는 것 같았다. 하지만 그런 와중에도 가슴속은 생의 에너지로 들끓었다. 그것이 적당한 출구를 찾지 못하고 가슴속에 응어리로 자리 잡고 있었다.

나는 답답한 나머지 운동에 열중했다. 답답하면 할수록 맹목적으로 운동에 매달렸다. 지금 와서 생각하면 그때 운동을 좋아했던 건 천만다행이었다.

당시 부모님은 나의 마음을 잡아서 공부를 하게 만들려고 갖은 애를 쓰셨다. 요즘 같으면 '주의력결핍 과잉행동장애'라는 진단을 받았을 텐데, 그때는 그런 병명도 없을 때여서 나는 그저 산만한 아이로 여겨졌다. 책상 앞에 앉으면 단 3분도 집중을 못 했으니 부모님의 마음 고생이 오죽했겠는가.

생각다 못한 부모님은 내가 고등학생일 때, 일부러 성적이 좋고 품행도 단정한 친구와 하숙을 하게 만들었다. 물론 그 친구의 영향을 받아 공부를 하게 만들려는 심산이었을 것이다. 내 룸메이트가 된 그 친구는 정말 모범생이었다. 그는 공부밖에 몰랐다. 그러나 부모님의 의도와는 달리 나는 그 친구의 영향을 전혀 받지 않았다. 영향을 받은 것은 오히려 그 친구였다. 사실 어떤 사람이건 내 주변에 며칠만 있으면 염세주의자가 되고 말았는데 그 친구도 예외가 아니었던 것이다.

그 친구는 학교에서 돌아와도 책상 앞에 달라붙어 떨어질 줄을 몰랐다. 그 시간에 나는 운동을 하지 않으면, 대개 하숙방 천장을 물끄러미 쳐다보고 누워 있기 일쑤였다. 어느 날 내가 하숙방 벽에 비스듬히 등을 기대고 누워서 책상 앞에 앉은 그 친구의 뒤통수를 향해 물었다.

"뭐 해?"

친구는 돌아보지도 않고 말했다.

"보면 몰라? 공부하잖아."

"공부는 왜 하는데?"

"곧 시험이잖아. 대학도 가야 하고."

"대학 나와서 뭐 하려구?"

"성공해야지."

"성공해서 뭐 할 건데?"

"잘살아야지."

"어떻게 사는 게 잘사는 건데?"

그 즈음에서 친구는 약간 짜증이 난 듯 몸을 돌렸다. 하지만 내가 장난을 거는 게 아니라는 것이 표정에 역력히 드러나 있었기 때문에 섣불리 화를 내지는 못했다. 친구는 화를 내는 대신 우등생의 본능에 따라 정답을 주려고 눈동자를 이리저리 돌려가며 나름대로

성의껏 이야기를 이어갔다. 그러나 뾰족한 대답이 있을 리 만무했다. 한참 대답해 보려고 애쓰던 친구는 말을 멈추더니 천장을 올려다 보았다. 그때 내가 물었다.

"도대체 인생의 목적이 뭘까?"

"그러는 너는 알아?"

"몰라. 그래서 묻는 거잖아."

"그딴 질문은 그만두고 공부나 하자. 그 문제말고도 풀어야 할 문제가 얼마나 많은데."

"하지만 그게 첫 번째 문제잖아. 모든 게 거기에 걸려 있으니까 그 문제를 풀어야 나머지 다른 문제를 풀 수 있을 거 아냐."

"그만하자."

그 친구는 다시 책상을 향해 돌아앉아 책에 얼굴을 묻었다. 그러나 가끔씩 고개가 천장 구석을 삐딱하게 향하곤 하는 뒷모습만 보아도 공부에 집중을 못하고 있는 것이 확연했다.

매사 그런 식이었다. 나랑은 무슨 대화를 하든 몇 마디만 오가면 매번 똑같은 막다른 골목에 다다랐다.

"그래, 좋아. 근데, 우리는 왜 태어났고 왜 사는 거냐고. 그럼, 결국 죽으려고 공부를 한단 말이야?"

그 친구는 그게 견딜 수 없었던 모양이다. 몇 달 뒤 친구는 하숙을 옮겼다. 나중에는 나와 같이 하숙을 하려는 사람을 찾기가 어려웠다.

지금 생각하면 나는 집중력이 없었던 게 아니라 역설적으로 너무 강했던 건지도 모른다. 남들 같으면 어느 지점에서 내려놓아야 할 질문을 집요하게 물고 늘어졌으니까. 그러나 당시에는 집중을 못 한다고만 생각했다. 다른 것은 몰라도 확실히 내가 공부에 집중하지 못했던 것은 사실이다.

당신의 뇌에게 끝까지 물어보라

훗날 나는 그때 내가 혼자 묻고 혼자 답하는 식의 방법으로 뇌를 단련시켰다는 것을 알게 되었다. 그리고 그때의 체험이 뇌교육을 정립하는 데 많은 도움이 되었다. 뇌교육은 자기 안에서 자기만의 답을 찾는 공부다. 그런 점에서 본다면 소크라테스는 정말 위대한 사상가이자 교육자였다. 그는 질문을 통해 사람들이 핵심에 접근하도록 유도했다.

만약 지난날 내가 친구에게 던졌던 질문을 당신에게 똑같이 했다고 생각해보자. 과연 당신은 어떤 답을 할 수 있을까?

이것을 나는 뇌의 3층 구조에 빗대어 설명해보겠다. 처음에 내가 당신에게 질문을 던지면, 당신은 대뇌피질에 있는 생각이나 지식 차원에서 답을 들려줄 것이다. 조금 더 물으면 변연계 차원에서 감정과 느낌을 가지고 답을 말할 것이다. 그런데 거기서 몇 발짝만 더 나아가면, 그때는 아무 말도 하지 못한다. 왜냐하면 본질적인 물음에 대해서 그렇게까지 깊이 생각해보지 못했기 때문이다.

정말 중요한 문제는 자기 뇌에게 끝까지 물어야 한다. 그때 뇌에서 들려오는 소리가 있다. 그 답은 외부에서 들려오는 게 아니라 자기 내부에서 솟아나온다. 그렇게 올라온 소리는 아무도 침범하지 못한다. 온전히 자기 것이기 때문에 흔들리지 않는 중심을 갖게 되는 것이다.

나는 위대한 철학자 소크라테스가 뇌간에서 답을 듣고 진리를 깨친 사람이라고 생각한다. 그는 '내가 모른다는 사실을 안다'고 말했다. 진정으로 새로운 차원의 인식은 자신이 뭔가를 모른다는 사실에 눈뜨는 것이다. 그는 "너 자신을 알라"라는 명언을 남겼는데, 지금 시대에 살았다면 분명히 이렇게 말했을 것이다.

"사람들이여, 당신의 뇌를 알라!"

뇌가 있는데 무슨 걱정인가

뇌를 안다는 것, 그것은 곧 나를 아는 것이다. 하루를 정리하거나 새로운 하루를 시작할 때, 혹은 힘든 일에 부딪히거나 휴식이 필요할 때 언제든지 당신의 뇌로 돌아가 뇌와 대화하라. 진실하고 담담하게, 있는 그대로 당신의 마음을 전하라.

당신이 호기심으로 대충 하는 말은 뇌도 귀담아듣지 않는다. 하지만 당신이 순수한 마음으로 간절하게 구할 때, 뇌는 에너지 파동을 통해 당신이 염원하는 것을 알아듣게 된다. 그 에너지가 강해지면 강해질수록 뇌는 당신의 소원을 이뤄주기 위해 동분서주한다.

당신의 꿈은 뇌 속에 하나의 씨앗으로 뿌려지고, 그것이 차츰 자라서 나무가 되고 마침내 탐스러운 열매를 맺어 눈에 보이는 현실로 나타날 것이다. 그러니 복잡한 생각과 감정으로 가슴이 답답해질 때마다 곧장 당신의 뇌로 돌아가 뇌와 대화하라. 그리고 습관처럼 늘 이렇게 되뇌어라.

"나에게 뇌가 있는데 무슨 걱정인가?"

이것만은 꼭 기억하자!

1. 뇌의 3층 구조

뇌는 크게 3층 구조로 이루어져 있다. 기억과 학습 등의 이성 작용을 담당하는 '대뇌피질', 희로애락을 비롯한 감정 반응을 주관하는 '대뇌변연계', 호흡과 호르몬 작용 등 생명 현상을 맡는 '뇌간'이 그것이다. 뇌파 진동은 이 세 개의 뇌를 통합적으로 발전시킨다.

2. 꿈은 뇌간에 새겨라

뇌간은 자발적으로 움직이는 '무의식의 뇌'다. 그래서 뇌간에 새겨진 꿈은 쉽게 지워지지 않는다. 그것은 강력한 상념이 되어 끊임없이 의식의 수면 위로 떠올라 꿈이 실현되기를 집요하게 재촉한다. 꼭 이루어야 하는 꿈이 있다면 뇌의 심층부에 자리한 뇌간에 새겨 넣어라.

3. 뇌 운영 시스템, BOS

컴퓨터에만 운영 시스템이 있는 게 아니다. 우리 뇌에도 두뇌 운영 시스템이 있다. 그리고 여기에도 바이러스가 침투한다. 그것은 "나는 뭘 해도 안 돼"처럼 뇌의 잠재력을 무시하는 부정적인 정보다. 이런 정보에 오염되면 뇌는 오작동을 일으킨다. '선택하면 이루어진다'는 뇌의 원리를 실현할 수 없게 되는 것이다.

3장

원하는 것을 이루는
뇌파진동의 원리

- 최고의 명약은 뇌 속에 있다
- 뇌파가 바뀌면 인생이 바뀐다
- 이미 뇌 속에 있다
- 뇌파진동으로 뇌를 통합하라

뇌파진동은 자연치유력을 극대화하고, 습관을 정화하며,
'삶의 근원적인 해답' 과 만나게 한다.

최고의 명약은 뇌 속에 있다

우리 뇌 속에는 이미 최고의 명약이 존재한다.
그것을 다른 말로 '자연치유력'이라고 한다.
뇌파진동은 움츠러든 그 자연치유력이 극대화되도록
뇌를 대청소하고 길을 터주는 역할을 한다.

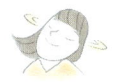

나는 지금까지 여러분에게 뇌파진동의 바탕이 되는 뇌의 주요한 운영 원리를 설명했다. 이제는 뇌파진동의 원리에 대해 이야기할 차례다. 물론 당신이 궁금한 게 원리 자체는 아닐 것이다. 뇌파진동이 도대체 어떻게 기적을 창조한다는 것인지, 그리고 어떤 기적을 창조할 수 있다는 것인지 좀더 구체적으로 보여주기를 바랄 것이다. 그래서 나는 이론적인 설명에 앞서 최근에 받은 편지 하나를 소개하려고 한다.

저는 스무 살이 넘어서부터 월경이 불규칙했습니다. 그 증상은 시간이 흐를수록 더 심해져 서른이 넘어서는 아예 1년에 한번,

그것도 하루를 채우는 게 고작이었지요. 병원에서는 뇌하수체에 아주 작은 혹이 있어서 호르몬 분비가 제대로 안 되는 탓이니, 호르몬제를 먹으라고 권했습니다. 하지만 약을 먹으면 월경은 시작되는데 속이 너무 메스껍고 기분이 우울해졌습니다. 결국 약도 끊을 수밖에 없었지요. 병을 고치려고 백방으로 찾아다녔는데도 별 도리가 없으니 기분은 점점 나락으로 떨어지는 듯했습니다.

그러다가 '밑져야 본전'이라는 생각으로 뇌파진동을 시작하게 되었습니다. 그런데 얼마 안 되어 기적 같은 일이 벌어졌습니다. 그냥 하루 10분씩 한 달 정도 했을 뿐인데 월경이 다시 시작됐거든요! 그것도 하루가 아니라 며칠 동안 계속됐습니다. 병원에서 듣기로 뇌하수체가 의지대로 조절되는 곳이 아니라던데, 의사들도 다들 놀라워합니다. 이건 '기적'이라고 부를 수밖에 없다고 하더군요. 그저 신기하고 감사할 따름입니다.

자연치유력이 극대화된다

부산에서 영어 학원을 운영하는 이 여성은, 건강이 회복되면서 마음도 안정을 되찾았으며 삶에 대한 의욕도 되살아났다고 한다. 이렇게 좋은 걸 혼자 해서는 안 된다며, 매일 아침마다 강사들과 함께 뇌파진동을 한다는 소식도 전했다.

　뇌파진동의 기적을 체험한 사람은 비단 이 여성만이 아니다. 뇌파진동은 미국, 캐나다, 영국, 독일, 브라질, 일본 등 단월드 수련 센터가 개설된 세계 각국에 소개된, 세계적인 두뇌 운동법이다. 단월드 센터에는 지금도 각양각색의 사연들이 세계 곳곳에서 쏟아져 들어오고 있다.

　일본의 한 여성은 자궁근종으로 한 달에 반 이상은 누워 지내야 했다. 주기적으로 아랫배에 통증이 왔기 때문이다. 말기 암 환자들이 쓰는 진통제도 복용했다. "몸도 몸이었지만, 건강을 잃으니 마음이 절망에 빠져 헤어나기 어렵더군요"라며 그녀는 당시의 암담한 심경을 밝혔다. 뇌파진동을 매일 30분씩 한 이후로 통증은 일주일 만에 사라지고, 검사 결과 물혹의 크기가 반으로 줄었다고 한다. 또 미국에서는 다발성경화증으로 3년 동안 혼자서는 한 발짝도 못 움직이던 환자가, 뇌파진동을 하면서부터 증세가 놀랍도록 호전되어 이제는 혼자서 걸어 다닐 수 있게 되었다며 감동의 사연을 전했다. 그의 기적을 가까이에서 지켜본 주치의는 뇌파진동에 크게 감명을 받아, 병원에 오는 모든 환자들에게 "뇌파진동을 해보라"고 권한다고 한다.

　이쯤 되면 뇌파진동이 어떻게 이런 기적을 만들어내는지 더더욱 궁금할 것이다. 분명한 것은 우리 뇌 속에 이미 최고의 명약이 존재한다는 사실이다. 그것을 다른 말로 '자연치유력'이라고 한다. 뇌파진동은 움츠러든 그 자연치유력이 극대화되도록 뇌를 한바탕 대청소하고 길을 터주는 역할을 한다.

뇌파진동은 건강법 그 이상이다

하지만 여기서 분명히 짚고 넘어가야 할 것이 있다. 뇌파진동은 단순히 몸을 돌보는 건강법이 아니라는 사실이다. 처음에는 건강 때문에 뇌파진동을 시작했던 사람들이 몸이 나은 후에도 계속해서, 오히려 더 열심히 뇌파진동을 하고 있다. 그 까닭은 뇌파진동이 단지 몸만이 아니라 의식에 작용하는 운동법이기 때문이다. 그것은 '자기계발을 위한 도구'로도 매우 유용하다.

예를 들어, 뇌파진동을 하면 정서가 안정되고 생각이 또렷해져서 무엇이든 정확하게 판단하고 선택할 수 있게 된다. 또한 목표에 대한 집중력이 향상되어 흐트러짐 없이 마음을 한 곳에 모을 수 있다. 어리석은 습관을 정화하고 삶을 자기가 원하는 방향으로 이끌 수 있는 마음의 힘을 얻게 되는 것이다.

오늘날 많은 사람들이 크고 작은 중독에 빠져 있다. 중독에는 알코올 중독, 니코틴 중독, 마약 중독, 인터넷 중독, 쇼핑 중독만 있는 뇌 신경 세포인 뉴런은 신호를 받는 수상돌기와 신호를 내보내는 축색돌기, 세포체와 핵으로 이루어져 있다. 뉴런의 연결 상태를 뇌회로라고 한다.

확대한 원 그림은 시냅스 부위. 축색돌기 끝부분에서 신경전달물질이 나와 다음 뉴런에 정보를 전달한다.

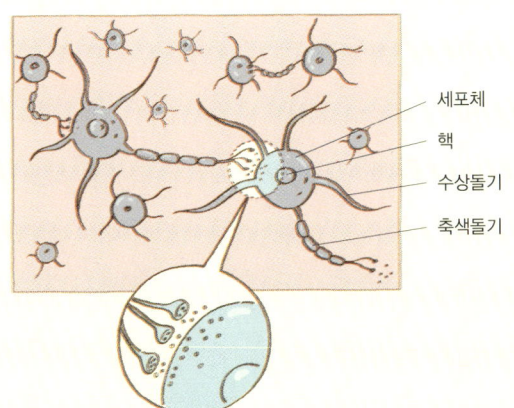

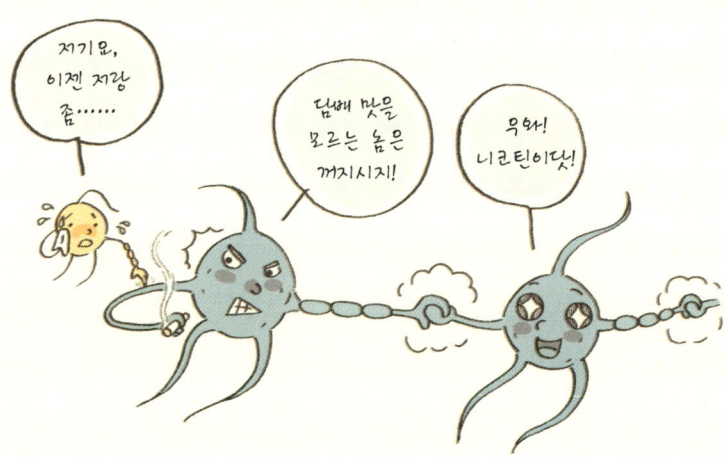

니코틴에 중독된 뇌회로. 중독은 뇌에 강력한 습관 회로로 고착되어 있기 때문에 어지간한 의지로는 꿈쩍도 하지 않는다.

게 아니다. 편안함에 대한 중독, 소유에 대한 중독, 게으름에 대한 중독도 있다. 우리 생활 깊숙이 침투한 이런 중독들은 뇌에 강력한 습관 회로로 고착되어 있다. 이 습관 회로는 무의식적으로 작동하기 때문에 어지간한 의지로는 꿈쩍도 하지 않는다.

어느 날 표면 의식에서 "에이, 이 놈의 담배를 끊어버려야지!" 하고 결심했다고 치자. 하지만 뇌 속에는 이미 담배 피우는 습관이 굳게 자리 잡고 있다. 담배를 안 피우면 뇌에서 어서 피우라고 재촉할 지경이다. 소위 '금단 현상'이 일어난다. 물론 처음부터 이렇지는 않았을 것이다. 지금처럼 끌려가듯이 담배를 안 피우고는 못 배기는 게 아니라, 중립적인 위치에서 피울지 말지를 결정했을 테다. 그러나 한번 습관이 되고 중독성이 생기면 자기 뜻대로 안 된다. 담배뿐만 아니라 음주나 도박, 마약 등 많은 습관들이 이렇게 형성되어 사람들의 삶을 원치 않은 방향으로 몰아간다.

이런 습관들은 단순히 생각의 차원(뇌의 관점에서 말하자면 대뇌피질의 차원)에서는 해결되지 않는다. 머리로는 나쁜 줄 알지만 몸이 따라주지 않기 때문이다. 이런 중독 상태에서 헤어나오려면, 생각(대뇌피질)만이 아니라 감정(변연계)과 무의식(뇌간)까지 뇌의 3층 구조가 모두 통합되어 작용하지 않으면 안 된다. 뇌파진동이 바로 이러한 방법이다.

뇌파진동은 뇌에서 무조건적으로 처리되는 정보 전달 체계("자, 이제 담배를 피울 시간이야")를 물리적으로 끊어버림으로써, 부정적인 뇌회로의 영향력에서 벗어나 의식을 중립적인 위치로 되돌려 놓는다. 기존의 뇌회로를 약화시키고, 새로운 뇌회로를 원하는 방향으로 창조할 수 있게 하는 것이다.

그래서 나는 자신의 나쁜 기질이나 습관 때문에 어려움을 겪는 이들에게 뇌파진동을 21일간 꾸준히 해보라고 권한다. 21일은 기존의 원치 않는 습관을 정화하고, 원하는 습관을 체질로 만들기 위한 최소한의 시간이다. 이것은 우리 문화에서 아이를 낳은 산모가 삼칠일(21일) 동안 금줄을 치고 몸조리를 하는 등의 전통으로 이어져 왔다. 오늘날에는 합리성을 중시하는 서양에서도 마약 중독자나 알코올중독자 재활 치료 기간을 정할 때 활용하고 있다.

뇌파가 바뀌면 인생이 바뀐다

뇌 속에 좋은 정보를 많이 갖고 있으면 좋은 사람이요,
나쁜 정보를 많이 갖고 있으면 나쁜 사람이다.
결국 어떤 정보를 수신하고, 저장하며, 발신하느냐가
그 사람의 됨됨이와 운명을 결정한다.

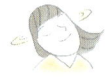

뇌파가 바뀌면 호르몬이 바뀌고, 감정을 비롯하여 의식이 달라진다. 그러니 모든 문제는 '뇌파'에 달려 있다고 해도 과언이 아니다. 하지만 대부분의 사람들은 자기 뇌파가 얼마나 혼란과 무질서에 뒤범벅되어 있는지를 잘 모른다. 사실 그 뇌파 상태로 무언가를 명확하게 판단해서 원하는 방향대로 추진해나간다는 것이 거의 불가능할 정도다.

뇌파가 혼란스러우면 의식이 제멋대로 산만해지며, 이유 없이 불안하고 짜증이 나기 때문이다. 목표에 집중할 수 없는 것도 당연하다. 그것은 마치 고장 난 계산기를 두드리며 옳게 계산이 되기를 바라는 것과 같다.

뇌파는 뇌의 목소리다

현대 과학은 뇌파를 다섯 가지로 나눈다. 불안이나 흥분 상태에서 나오는 감마파, 일상적인 의식일 때 나오는 베타파, 음악을 듣거나 명상을 하는 편안한 집중 상태에서 나오는 알파파, 그리고 이 알파파보다 더 의식이 이완되어 슬며시 졸음이 올 듯 느긋해질 때 나오는 뇌파가 세타파다. 아예 깊은 잠에 빠지면 우리의 뇌파는 델타파로 바뀐다.

뇌파의 종류와 상태

뇌 파	주파수	상 태
감마파	30Hz 이상	불안, 흥분
베타파	14~30Hz	일상적인 의식 상태
알파파	8~13Hz	명상(스트레스 해소), 집중(학습 능력 향상)
세타파	4~7Hz	가수면(졸음) 상태, 초능력을 발휘할 때
델타파	0.5~3Hz	깊은 수면

그러니 내가 자주 일컫는 '순수뇌파'는 기존 뇌과학의 범주에는 속하지 않는 셈이다. 하지만 뇌과학에서 다루지 않는다고 해서 존재하지 않는 것으로 치부해서는 곤란하다. 과학에서 명확하게 정의하지 못하는 영역의 뇌파도 분명히 존재하기 때문이다.

이를테면 우주의 파동이 7.5헤르츠 범위에 있다고 하는데, 이것은 알파파보다는 조금 아래이며 세타파보다는 조금 위의 주파수 대역에 존재하는 파장이다. 만약 우리가 자신의 뇌파를 자유자재로 조절할 수 있다면 우주 의식에도 동조할 수 있고, 교신할 수 있다는 의미다. 이 7.5헤르츠는 갓난아기 뇌파의 주파수 대역이기도 하다. 그런데 이런 뇌파를 과학에서는 어떻게 부르는가? 부르는 용어도 없고, 명확한 정의도 없다. 과학자는 과학적인 관찰과 실험의 대상이 될 수 있는 것만을 연구하기 때문이다.

또 이런 문제도 있다. 이제까지 명상 상태의 뇌파가 알파파, 불안이나 흥분 상태의 뇌파가 감마파라고 알려졌는데, 오랫동안 수행을 해온 고승들이 참선에 들었을 때 뇌파를 측정해보니 알파파가 아니라 감마파로 나타났다. 과학자들의 예상을 빗나가는 이런 실험 결과가 확인해주듯, 뇌파에 대해서 아직 과학적으로 밝혀진 사실은 그리 많지 않다.

다만 분명한 것은, 뇌는 외부의 모든 정보를 '파동'의 형태로 수신하고 이것을 다시 파동의 형태로 발신한다는 점이다. 뇌파는 쉽게 말하면 뇌의 목소리다. 내가 말하는 '순수뇌파'도 뇌의 목소리 중에 하나인 셈이다. 그것은 특정 주파수 대역의 뇌파가 아니라, 뇌가 에너지적으로 통합된 상태의 뇌파를 말한다. 순수뇌파일 때 뇌에서는 좋다, 기쁘다, 감사하다, 평화롭다 등의 긍정적인 목소리가 나온다. 뇌파진동은 뇌의 에너지 통합을 유도하여 뇌를 순수뇌파 상태로 만든다.

만물은 한데 어울려 파동치고 있다

그런데 우리의 뇌만 파동을 수신하고 발신하는 것이 아니다. 자연계에 존재하는 모든 만물은 고유의 리듬을 가지고 끊임없이 요동치며 파동을 주고받는다. 가만히 정지해 있는 것은 아무것도 없다. 끊임없이 요동치는 그 '파동성'이 보이지 않는 에너지(기氣)에 빛이나 소리, 냄새, 형태를 부여하여 보이는 물질로 변화시키기 때문이다.

물론 이것은 근본적인 변화가 아니다. 단지 인간이 오감으로 인식하기에 그런 것처럼 보이게 만들 뿐이다. 물질의 내부는 텅 비어 있다. 이것이 현대 과학이 도달한 양자물리학의 세계이기도 하다. 현대 과학이 불교 경전 〈반야심경〉에서 말하는 '색즉시공色卽是空, 공즉시색空卽是色(보이는 물질이 공이요, 공이 곧 물질)'의 이치에 도달하기까지 그토록 많은 시간이 걸린 것이다.

따라서 겉으로 관찰하기에 만물은 명확한 경계선을 가지고 분리되어 존재하는 것처럼 보이지만, 실상은 모두 하나의 에너지로 연결되어 출렁이고 있을 뿐이다. 만약 우리가 오감의 차원을 넘어서서 엄청나게 배율이 높은 현미경으로 보듯이 사물을 관찰할 수 있다면, 세상은 무수히 많은 소립자들이 서로 동조하고 공명하고 간섭을 일으키기도 하면서 물결치는 것처럼 보일 것이다. 만물의 경계는 그저 소립자들을 결속시키는 구실을 하는 '에너지장'이라는 느슨한 울타리가 있을 뿐이다. 그 울타리는 막힘 없이 사방으로 트여 있다.

뇌파진동의 원리나 효과도 이런 우주 만물의 '파동성'에 바탕을 두고 이해할 필요가 있다. 뇌의 에너지가 정화되어 순수뇌파를 발신하게 되면 저절로 탁한 것은 물리치고 맑은 에너지를 끌어당겨 공명하게 된다. 또 발신하는 뇌파가 강력해지면, 주위의 파동을 제 편으로 동조시켜서 소망했던 목표보다 더 큰 결과를 낳을 수도 있다. 왜냐하면 우리는 모두 연결되어 있기 때문이다. 만약 뇌파가 약했다면, 주위의 강한 파동에 휩쓸려서 원치 않는 엉뚱한 현실을 창조하게 되었을지도 모른다. 이만하면 이 책의 부제가 왜 '원하는 것을 이루는 뇌의 비밀'인지 알 수 있을 것이다.

뇌파를 타고 정보가 흐른다

뇌파는 뇌에 존재하는 '에너지의 출렁거림'이다. 이것을 다른 말

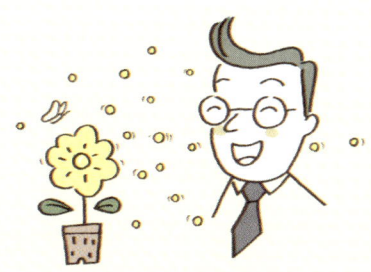

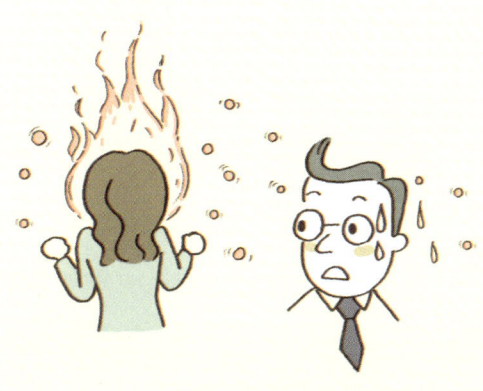

자연계에 존재하는 모든 만물은 고유의 리듬을 가지고
끊임없이 요동치며 파동을 주고받는다.

로 '정보의 흐름'이라고 할 수도 있다. 갑자기 '정보'라고 하니까 책에 빼곡히 쓰인 활자 같은 문자 이미지를 연상할지도 모르겠다. 하지만 여기서 정보란 에너지의 속성을 의미한다. 이것은 양자물리학에서 파생된 양자의학에서도 사용하는 개념이다.

양자의학은 크게 육체의 물리적 구조, 정보 – 에너지장의 구조, 마음의 구조, 이 세 가지 측면에서 질병이 비롯된다고 여긴다. 기존의 현대 의학은 질병을 주로 육체적 차원에서 밝히는 데 총력을 기울이는 학문이며, 양자의학은 '정보 – 에너지장'의 차원에서 질병을 연구한다.

양자의학자들이 질병의 문제를 '정보'라는 차원에서 바라보게 된 계기는 이렇다. 러시아의 한 생물학자가 발육 중인 배아에서 발이 될 조직의 일부를 떼어내어 손이 될 부분에 이식해보았다고 한다. 그랬더니 이식된 조직은 그 배아의 고유 특성대로 발이 되는 것이 아니라 공간의 특성에 맞게 손으로 발전했다. 이것은 우리 눈에 가시적으로 보이지는 않지만 거기에 고유한 에너지장이, 즉 정보망이 형성되어 있다고 해석할 수 있다.

이런 예도 있다. 여섯 살이 채 안 된 아이에게 뇌 질환이 생겨서 어쩔 수 없이 우뇌 전체를 수술로 제거하게 되었다. 그 결과는 어떻게 되었을까? 놀랍게도 아무런 장애도 일으키지 않았다. 남아 있던 좌뇌가 다시 우뇌와 좌뇌의 역할을 나누어 담당하게 된 것이다. 남아 있던 좌뇌가 우뇌의 에너지장(정보)을 기억하고 있었다고 말할 수 있다.

당신의 정보는 건강한가?

사람도 마찬가지로 '에너지의 집합체' 며 '정보의 집합체' 다. 좋은 사람, 나쁜 사람이 따로 있는 게 아니라 뇌 속에 좋은 정보를 많이 갖고 있으면 좋은 사람이요, 나쁜 정보를 많이 갖고 있으면 나쁜 사람이다. 결국 어떤 정보를 수신하고, 저장하며, 발신하느냐가 그 사람의 됨됨이와 운명을 결정하는 것이다.

또한 정보도 에너지와 마찬가지로 상호 동조하고 공명을 일으킨다. 현명한 사람은 좋은 정보와 나쁜 정보를 가려서 선택할 수 있는 사람이고, 어리석은 사람은 주위의 정보에 원칙도 없이 무작정 이끌려가는 사람이다. 그리고 어떤 정보에 감응하는지에 따라 뇌파가 달라진다.

뇌파는, 경험적으로 알겠지만 전염성이 매우 강하다. 윗사람(또는 집단의 주도권을 쥔 사람)이 가진 정보가 개방적이고 조화로우면 구성원들도 활기차고 서로를 존중하게 되며, 반대로 윗사람이 가진 정보가 폐쇄적이고 공격적이면 전체 분위기도 화합하기보다는 서로 경쟁하고 반목하게 된다.

  뇌파진동은 뇌 속의 부정적인 신념을 정화하여, 우리가 가진 정보 체계를 건강한 방향으로 유도한다. 좀처럼 바뀌지 않던 나쁜 습관이 저절로 자취를 감추게 되며, 삶이 긍정적으로 변한다. '다크 브레인'이 '파워 브레인'으로 업그레이드되는 것이다.

이미 뇌 속에 있다

삶의 근원적인 해답은 이미 우리 뇌 속에 있다.
그런 관점에서 볼 때, 뇌파진동은 우리를 그 뇌 속의
진리와 만나게 해주는 '깨달음의 도구'이기도 하다.
뇌파진동은 깨달음으로 가는 고속도로다.

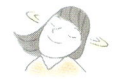

 사람들은 깨달음을 너무 어렵게 생각하는 경향이 있다. 나는 깨달음을 한마디로 이렇게 정의한다. 뇌파를 자기 의지대로 조절하고 창조하는 것. 이 말은 자기가 처한 삶의 환경에 지배당하는 것이 아니라, 자기 속에 잠재된 힘을 끌어내서 원하는 인생을 마음대로 창조할 수 있다는 것을 뜻한다. 인생의 비밀과 우주의 비밀이 모두 '뇌파'와 통하기 때문이다.

 우리 민족의 3대 경전으로 꼽히는 〈삼일신고三一神誥〉에는 이런 문구도 등장한다. '성기원도聲氣願禱하면 절친견絕親見이니 자성구자自性求子하라. 강재이뇌降在爾腦시니라.' 이 말을 풀이하면 이렇다. 언어나 생각을 통해 하느님을 찾는다고 해서 그 모습이 보이는 것이 아니다. 오로지 자신의 진실한 마음을 통해 하느님을 찾아라. 너의 뇌 속에 이미 내려와 계시느니라.

나는 세상에서 깨달음을 정의한 가장 짧은 단어가 '강재이뇌'가 아닌가 한다. 우리 선조들은 수천 년 전에 이미 천지 만물이 하나의 에너지로 연결되어 있으며, 삶의 근원적인 답이 바로 '뇌'에 있음을 알고 있었던 것이다. 그 깨달음의 유전자가 오늘날 우리 핏속에 흐르고 있으며, 풍류를 즐기는 우리 문화에도 녹아서 전한다.

뇌파진동의 원리, 깨달음의 원리

강재이뇌, 즉 하느님이 뇌 속에 내려와 계신다는 말은 삶의 근원적인 해답이 이미 우리 뇌 속에 있다는 말과 상통한다. 그런 관점에서 볼 때, 뇌파진동은 우리를 그 뇌 속의 답과 만나게 해주는 '깨달음의 도구'이기도 하다. 깨달음으로 가는 고속도로인 셈이다.

깨달음이라는 상태를 인간의 지식으로 설명하려면 복잡하지만, 앞서 이야기했던 '정보'와 '에너지'로 설명하면 아주 단순하다. 깨달음은 이미 우리 뇌 속에 잠재되어 있는 우주 에너지와 통하는 것이요, 우주의 정보장(Information Field)과 하나가 되는 일이다. 우주의 에너지와 공명이 일어날 때 우리는 자기 내부에 있는 참자아를 깨닫게 된다. 내가 우주와 하나라는 신성神性의 목소리를 듣게 되는 것이다.

뇌파진동을 통해 근원적인 힘과 연결되기 시작하면 우리 내면에 있는 '위대한 영혼'이 깨어나고 세상을 포용하는 거룩한 마음이 솟아난다. 근원의 에너지와 활발하게 소통할수록 사랑과 지혜에 대한 깨달음과 확신도 깊어진다. 또한 삶에서 일어나는 모든 경험이 그 누구도 아닌 바로 나 자신에게서 비롯되었다는 것을 알게 된다.

뇌 속에 잠재된 '근원의 에너지'는 사람에 따라 하느님이나 부처님이 될 수도 있고, 참자아, 신성, 위대한 생명력 등 여러 가지 이름으로 불릴 수 있다. 그것을 어떻게 부르든 이름은 중요하지 않다. 분명한 것은 그 '신성한 에너지(정보)'가 당신의 뇌에 이미 내려와 있으며, 당신이 부르기만 하면 언제든지 뇌파를 통해 교류할 수 있다는 점이다. 이것이 '뇌파진동'의 신비한 힘이다.

뇌와 교류하는 법

뇌파진동으로 '순수뇌파'가 되면 드디어 뇌와 깊이 교류하기 시작한다. 뇌에서 들려오는 목소리를 가만히 경청할 수도 있고, 적극적으로 궁금한 것을 뇌에게 물을 수도 있다. 뇌와 대화를 나누는 법은 크게 두 가지다.

하나는 수용적인 방식이다. 잘 안 풀리는 일이 있을 때 뇌에게 물음을 던져놓고 뇌가 답해줄 때까지 기다리는 것이다. 뇌파진동으로 심신을 이완하고 의식을 차분하게 가라앉힌 다음, 뇌를 향해 질문을 던져보라. 보다 높은 지혜의 가르침에 겸손하게 에너지 통로를 열어두고 그 답을 간절하게 기다리는 것이다.

이때 문득 떠오른 영상이나 음성, 마음 속의 이미지, 스치는 생각들이 있을 것이다. 바로 그것이 뇌의 목소리다. 처음에는 내가 만들어내는 상념인지 뇌가 건네는 대답인지 혼란스러울 수도 있다. 하지만 이런 일이 반복되면서 뇌의 목소리는 차츰 분명하고 강력해진다. 이와는 달리, 개중에는 아무런 생각이나 느낌도 떠오르지 않는 사람도 있을 수 있다. 그렇다고 해도 실망할 것은 없다. 당신의 물음이 진지했다면 사람들과의 대화나 꿈, 우연한 사건 등 여러 가지 방법을 통해 뇌는 당신에게 답을 던져줄 것이다.

뇌와 대화를 나누는 또 다른 방법은 적극적인 방식이다. 뇌의 원리를 아는 창조의 주체로서, 당신이 소망하는 것을 뇌에 직접 입력하는 것이다. 이때 원하는 것을 가능한 한 구체적이고 생생한 이미지로 그려넣는 것이 좋다. 당신이 따르고 싶은 성공 모델이 있다면 그 사람의 모습을 참고해도 좋을 것이다.

가령 취업을 희망하는 사람이라면, 원하는 직장에 출근하여 팔을 걷어붙이고 열정적으로 일하는 모습을 뇌에 입력하라. 당신이 앉아 있을 사무실의 풍경과 주변 사람들의 모습까지 영화를 찍듯 생생하게 그려보는 것이다. 앞에서도 얘기했지만 뇌는 그것이 사실인지 아닌지를 구분하지 않는다. 감각적으로 생생하게 느껴지기만 한다면, 뇌는 그것이 이미 이루어진 현실이라고 느끼며 그에 맞는 뇌파를 발신한다. 결국 '에너지의 공명 현상'에 따라 거기에 어울리는 사람과 사건, 에너지 등을 끌어당기는 것이다.

뇌를 이해하고 활용할 수 있다는 것은 이처럼 엄청난 보물상자를 손에 쥔 것이나 다름없다. 당신에게는 무엇이든 이루어낼 수 있는 뇌가 있고, 당신이 원하기만 하면 뇌 속에 잠재된 무한한 지혜를 향해 언제든지 조언을 청할 수 있다. 실제로, 세상을 유익하게 하는 모든 성공은 은연중에 이런 절차를 밟아서 이루어진다. 그러니 당신도 어서 뇌파진동을 통해 '뇌의 목소리'와 만나라.

뇌파진동으로 뇌를 통합하라

'뇌통합'은 뇌파진동의 가장 대표적인 효과다.
그것은 뇌의 수직과 수평, 양 방향에서 일어난다.
뇌가 통합되지 않는다면 자연치유력도 극대화되지 않으며,
순수뇌파로 바뀌지도 않고, 뇌와 깊이 교류할 수도 없다.

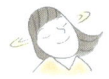

뇌파진동의 효과는 다양하다. 첫째, 뇌 속에 잠들어 있는 자연치유력이 극대화된다. 이것은 뇌파진동의 건강 차원의 효과다. 둘째, 뇌파가 순수뇌파로 바뀌고 습관이 정화된다. 이것은 생활 또는 자기계발 차원의 효과다. 셋째, 뇌와 깊이 교류하여 '삶의 근원적인 해답'과 만난다. 이것은 깨달음 차원의 효과다.

그런데 이런 다양한 효과를 압축하면 결국 한 가지 말로 정리된다. 그것은 '뇌가 통합된다'는 것이다. 뇌파진동의 여러 효과는 뇌가 통합되면서 따라 일어나는 변화들이다. 뇌가 통합되지 않는다면 자연치유력도 극대화되지 않으며, 순수뇌파로 바뀌지도 않고, 뇌와 깊이 교류할 수도 없다.

좌뇌와 우뇌가 수평적으로 통합한다

이처럼 '뇌통합'은 뇌파진동의 가장 대표적인 효과다. 그것은 뇌의 수직과 수평, 양 방향에서 일어난다. 먼저 '수평적인 통합'부터 살펴보자.

수평적인 통합은 한마디로 좌·우뇌의 통합을 가리킨다. 이 둘의 기능을 간략하게 설명하면, 좌뇌는 일명 '언어뇌'로, 논리·수리·분석 등 이성적이고 선형적인 차원의 생각을 다룬다. 반면에 우뇌는 일명 '감성뇌'로, 음악·상징·이미지·공간감각 등 직관적이고 비선형적인 차원의 생각을 다룬다. 또 좌뇌는 몸의 오른쪽을 담당하고, 우뇌는 몸의 왼쪽을 담당한다. 이 둘은 어떠한 우열도 없는 상호보완적인 관계다.

하지만 한때 'EQ'라는 개념이 우리나라에서 각광받고 우뇌교육이 붐을 이룰 때는, 마치 사람을 좌뇌형 인간과 우뇌형 인간으로 편 가르기를 하는 듯한 양상이 펼쳐지기도 했다. 좌뇌는 기계적이라서 뻔한 사고밖에 못 하니 창조적인 사람이 되려면 우뇌가 더 발달해야 한다는 식의 논리가 암암리에 팽배하기도 했다.

하지만 생각해보라. 좌뇌와 우뇌를 그렇게 무 자르듯 나눌 수 있겠는가? 비록 정보를 처리하는 방식에는 차이가 있지만, 이 둘은 서로 밀접하게 붙어 있으며 게다가 '뇌량'이라는 신경다발로 단단하게 연결되어 있다. 그리고 그 뇌량을 통해 서로 정보도 교환하고 간섭도 한다.

예를 들어, 왼쪽 눈으로 사과를 보면 그 영상 정보가 오른쪽 시각 피질로 들어와 뇌량을 통해 다시 좌뇌로 건너가고, 그제서야 좌뇌의 언어 기능이 작동하여 "사과"라고 말할 수 있게 된다. 만약 뇌량이 끊어지면 사과를 보고도 그 영상 정보가 좌뇌에 전달되지 않아, 사물에 맞는 이름을 떠올릴 수 없을 것이다. 이런 아주 기본적인 일조차도 좌뇌와 우뇌가 손을 맞잡지 않으면 불가능하다.

이처럼 좌뇌와 우뇌는 뇌량을 통해서 하나로 연결된다. 뇌량은 좌·우뇌의 통합에도 아주 핵심적인 역할을 한다. 물론 뇌량이 없다고 해서 학습이나 기억이 전적으로 불가능하지는 않다. 그런대로 해낼 수 있는 부분도 있고, 오히려 한 곳으로 에너지가 집중되니 일시적으로 천재성처럼 나타날 수도 있다. 하지만 좌·우뇌의 능력이 통합되어야 가능한 종합적인 사고 능력은 포기해야 한다. 또 기억하는 정보의 총량이 아무리 많아져도, 그것은 단편적인 지식에 머물 뿐 창조적인 통합을 이루지 못한다. 그 정보들 간에 의미 있는 연결을 만들지 못한다면, 그것은 아무리 양이 늘어난다고 해도 '쓰레기 정보'에 불과하다.

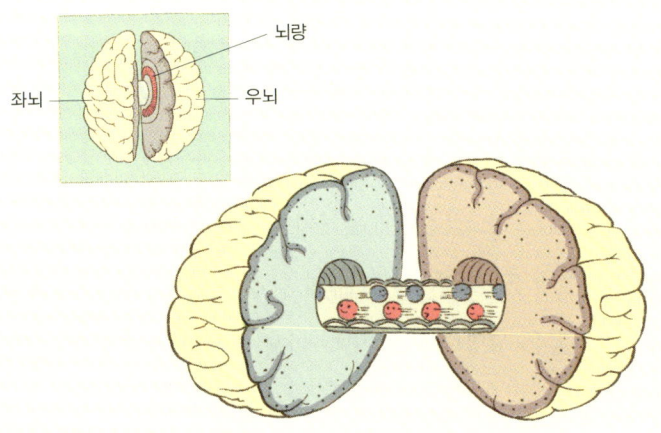

좌뇌와 우뇌의 수평적인 통합

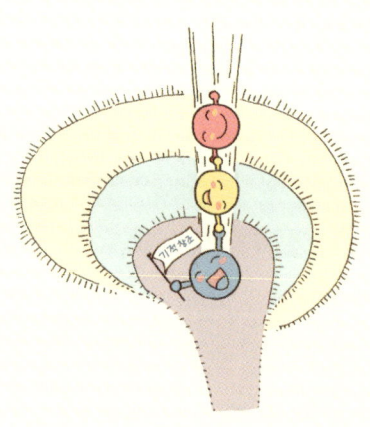

대뇌피질과 변연계, 뇌간의 수직적인 통합

생각, 감정, 무의식이 수직적으로 통합한다

이제 뇌파진동을 통해 경험하게 되는 뇌의 '수직적인 통합'에 대해 설명할 차례다.

수직적인 통합은 이미 여러 차례 말한 바 있는 뇌의 3층 구조 즉, 대뇌피질과 변연계 그리고 뇌간의 에너지가 한데 통합되는 것을 말한다. 달리 표현하면, 생각(대뇌피질)과 감정(변연계) 그리고 무의식 깊숙이 자리잡은 생명력(뇌간)이 더 이상 따로따로 놀지 않고 일체화되는 것이다.

뇌파진동으로 '뇌통합'을 이루면, 뇌의 바깥쪽인 대뇌피질에서 가장 핵심부의 뇌간에 이르기까지 그 각각의 뇌를 하나의 정보가 관통한다. 에너지가 각기 분산되어 있던 세 개의 뇌에 일제히 '번쩍' 하고 불이 들어오면서 엄청난 에너지를 뿜어내는 것이다.

그것은 당신의 생활에 구체적인 변화로 나타난다. 이를테면 몸과 마음이 따로 놀아서, 신념과 감정이 제각각이라서 당신은 얼마나 답답하고 혼란스러웠던가? 내 인생인데도 내 마음대로 되지 않아 괴로웠는데, 이제 그것을 의지대로 창조하고 주도해나갈 수 있는 것이다.

뇌의 이 '수직적인 통합'은 생명 에너지의 저장소인 뇌간을 중심으로 이루어진다. 좌·우뇌가 하나로 연결되는데 뇌량의 역할이

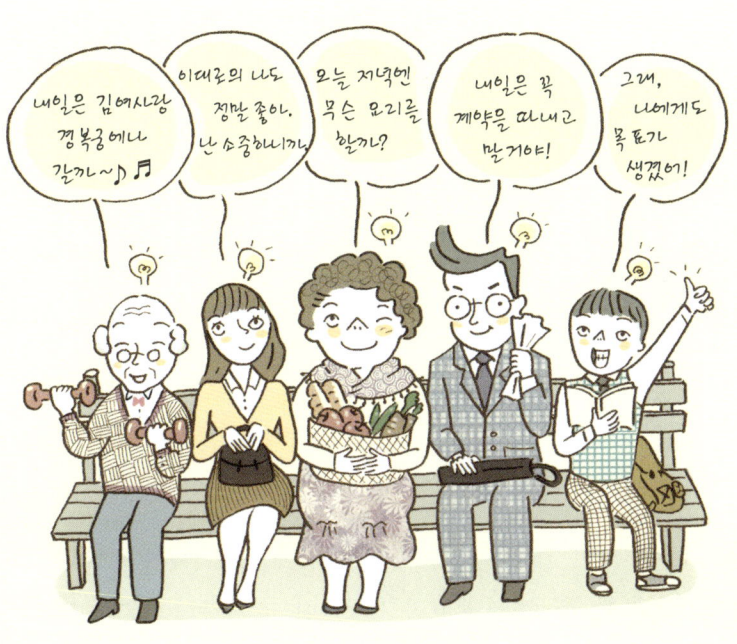

몸과 마음이 따로 놀아서, 신념과 감정이 제각각이라서 당신은 얼마나 답답하고
혼란스러웠던가? 이제 뇌파진동을 통해 당신의 의지대로
인생을 창조하는 힘을 키울 수 있다.

중요했다면, 뇌의 3층 구조가 하나로 통합하는 데는 뇌간의 역할이 가장 중요한 셈이다.

조화와 상생으로

나는 좌뇌와 우뇌로 뚜렷하게 나눠진 인간의 뇌를 볼 때마다 "왜 우리 뇌는 통째로 진화하지 않고 이렇게 분리되어 진화했을까?" 하는 자문을 하곤 한다.

내가 그런 생각을 하게 된 까닭은, 인류가 겪는 경쟁과 대립이 마치 양쪽 뇌가 분리해서 발전한 탓인 것처럼 여겨지기 때문이다. 인간의 뇌가 만들어 놓은 세상에는 대립과 갈등이 끊임없이 일어난다. 동양과 서양, 물질과 정신, 종교와 과학, 마음과 몸, 음과 양 등등. 만약, 이 대립 쌍들의 경계를 허물고 그것들을 하나로 조화롭게 통합한다면 어떤 일이 벌어질까?

나는 이것이 우리가 뇌를 수직으로, 그리고 수평으로 통합하여 도달해야 할 궁극적인 목표라고 생각한다. 건강의 차원과 생활의 차원에서 뇌파진동을 활용하는 것도 좋지만, 그에 못지않게 세상에 대한 큰 희망과 비전을 품어보기 바란다. 지금이야말로 '조화와 상생'의 철학이 그 어느 때보다 절실하기 때문이다.

이것만은 꼭 기억하자!

1. 뇌파는 뇌의 목소리다

뇌는 외부의 모든 정보를 '파동'의 형태로 수신하고, 다시 파동의 형태로 발신한다. 뇌파는 쉽게 말하면 뇌의 목소리다. 뇌파진동을 통해 생기는 '순수뇌파'는 특정 주파수 대역의 뇌파가 아니라, 뇌가 에너지적으로 통합된 상태의 뇌파다.

2. 만물은 파동이다

뇌파진동의 원리는 우주 만물의 '파동성'에 바탕을 둔다. 즉, 뇌의 에너지가 정화되어 순수뇌파를 발신하게 되면 탁한 것을 물리치고 맑은 에너지를 끌어당겨 공명하게 된다. 또 발신하는 뇌파가 강력해지면 주위의 파동을 제 편으로 끌어당겨서 소망을 더 크게 이룰 수도 있다.

3. 뇌파진동으로 뇌를 통합하라

뇌파진동의 다양한 효과는 뇌가 에너지적으로 통합되면서 일어나는 변화다. 통합 상태를 이룬 뇌는 스스로 균형을 조율하며, 그 과정에서 건강의 문제나 의식의 문제가 저절로 치유된다. 또 집중력, 직관력, 창조력 등 뇌 기능이 활성화된다.

4장

뇌파진동 따라 하기

- 두뇌 활성화 정도에 따른 뇌파진동 3단계
- 뇌파진동 따라 하기 – 기본편
- 뇌파진동 따라 하기 – 응용편
- 뇌파진동의 특별한 효과

자신의 고유한 리듬을 찾아
몸이 움직이는 대로 움직여보라.

두뇌 활성화 정도에 따른 뇌파진동 3단계

1단계 • 의식적으로 발동을 건다.
2단계 • 리듬에 온몸을 맡긴다.
3단계 • 에너지의 흐름을 자유롭게 조절한다.

뇌파진동은 단순한 동작이지만 몸에 얼마나 집중하는가에 따라서 각자 체험의 깊이가 다르다. 머리를 의식적으로 흔드는 것이 처음에는 어색하게 느껴질 수도 있을 것이다. 어색함 또한 뇌파진동의 자연스러운 과정이다. 흔드는 것이 부자연스러운 이유는 우리가 몸을 느끼고 조절하는 감각을 잃어버렸기 때문이다.

  몸이 제 감각을 찾으면 자가 진단 능력이 발휘되어 우리 몸에서 굳어 있거나 아픈 곳으로 에너지가 저절로 흘러 들어간다. 그리고 그 부분을 건강한 상태로 복원하려는 움직임이 몸 곳곳에서 일어난다. 아픈 곳은 알아서 흔들어주고, 어루만져주고, 두드리고, 쓰다듬어준다.

1단계 • 의식적으로 발동을 건다

대뇌피질이 안정되고 대뇌변연계가 활성화되기 시작한다.

처음에는 의식적으로 동작을 반복하여 진동을 유도한다. 우선 목을 좌우로 가볍게 흔든다. 어깨도 아래위로 털썩털썩 흔든다. 이어 몸 전체를 상하로 가볍게 진동을 주면서 흔든다. 이렇게 가볍게 흔들기만 해도 두통이 사라지고 머리가 맑아진다. 또한 목을 흔들 때마다 복잡한 생각과 감정들이 모두 떨어져 나간다고 상상하면서 흔든다. 몸의 느낌에 집중하면서 계속 흔들면 몸에 흐르는 일정한 리듬을 찾게 된다.

2단계 • 리듬에 온몸을 맡긴다

뇌간이 활성화되고 뇌 전체가 조화와 균형을 찾기 시작한다.

몸이 리듬을 타기 시작한다. 경직된 몸이 편안하게 이완되면서 온몸이 저절로 움직인다. 상하, 좌우, 회전 운동이 일어난다. 호흡이 편안해진다. 또 몸의 굳은 부위가 풀릴 수 있는 동작이 터져 나온다. 자기도 모르게 몸을 두드리고, 늘리고, 뻗고, 펄쩍 펄쩍 뛰어오르기도 한다. 이렇게 동작이 터져 나오는 과정은 몸에 막혀 있던 혈이 뚫리면서 나타나는 현상이다.

또한 생각이 끊겨, 호흡과 심장 박동을 조절하는 생명 중추인 뇌간이 활성화되어 자연치유력이 향상되는 과정이라 할 수 있다. 현대인들은 이전 시대의 인류보다 뇌에서 처리해야 하는 정보량이 크게 늘어난 탓에 대뇌피질을 편향적으로 과도하게 사용해야 하는 환경에 처해 있다. 뇌파진동은 대뇌피질을 쉬게 하고 뇌간에 에너지를 실어줌으로써 뇌의 균형을 회복하고 기능을 더욱 활성화한다.

3단계 • 에너지의 흐름을 자유롭게 조절한다
순수뇌파 상태로 마음이 지극히 평화로워지고 창조력이 샘솟는다.

진동이 자연스럽고 익숙해지면 진동에 일정한 방향과 질서를 부여하면서 강약을 조절하는 요령을 터득하게 된다. 자동차의 속도를 낼 때 액셀러레이터를 밟는 것처럼, 기운을 강하게 쓰면 진동의 강도가 세지고 속도도 빨라진다. 반대로 기운을 약하고 섬세하게 쓰면 진동이 약하게 잦아들면서 동작도 느리고 부드러워진다. 이때 에너지를 타고 춤 동작이나 무술 동작이 나오기도 한다. 이렇게 순수뇌파 상태에서 특별히 의도하지 않아도 우리 뇌에 잠재된 창조적인 에너지가 발현된다.

뇌파진동 따라 하기 - 기본편

목과 어깨를 풀어주는 '도리도리 뇌파진동' 과
진동을 확산시키는 '두손모아 뇌파진동'

뇌파진동의 동작은 매우 단순하기 때문에 언제 어디서든 누구나 쉽게 활용할 수 있다. 특히 사무실, 학교 등에서 집중력이 떨어지고 피로가 쌓였을 때 활용하면 좋다. 컴퓨터를 다루는 직장인의 경우, 오후 무렵 뒷목이 뻣뻣하고 눈이 건조해지게 마련이다. 앉은 자리에서 뇌파진동을 3분 정도만 해도 목과 어깨의 뭉친 근육이 풀리고 눈이 시원해진다. 다음의 '도리도리 뇌파진동'을 따라해 보자.

  조용히 자신에게 몰입할 수 있는 장소에서 시간의 여유가 있을 때, 좀더 깊은 체험을 하고자 할 때는 '두손모아 뇌파진동'을 권한다. 이 자세로 뇌파진동에 몰입하다 보면 에너지가 온몸을 순환하면서 격렬하게 몸이 떨리기도 한다.

도리도리 뇌파진동

• **방법**

① 반가부좌나 책상다리를 하고 편안하게 앉아서 눈을 감는다.
　의자에 앉아서 할 경우, 허리를 의자 등받이에 기대지 말고 반듯하게 세운다.
② 어깨와 목에 힘을 빼고 '도리도리' 하듯 고개를 좌우로 흔든다. 처음 시작할 때는 한 번 움직일 때마다 3초 정도 걸릴 만큼 천천히 한다.
③ 의식적으로 같은 동작을 반복하면, 몸이 리듬을 타고 진동이 점점 강해진다. 고개가 좌우, 상하, 무한대로 자유롭게 움직인다.
④ 계속 집중하면서 진동이 목의 경추를 타고 척추를 따라 온몸으로 퍼진다.
⑤ 5분 정도 동작을 반복한 후 멈춘다. 몸의 움직임이 서서히 잦아들면 마음을 아랫배에 집중한다.
⑥ 내쉬는 숨을 길게 내쉰다. 세 번 반복한다.

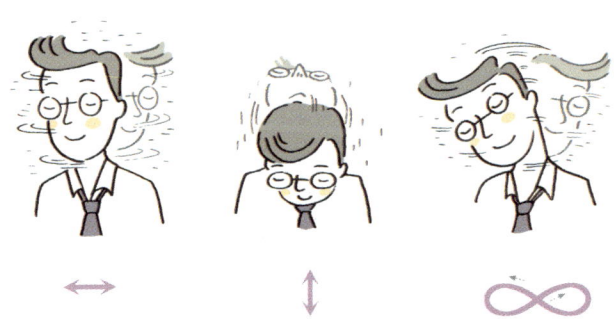

• **마무리 | 원하는 것을 끌어당기는 명상**

① 뇌파진동이 끝나면 바로 눈을 뜨지 말고 온몸으로 퍼지는 진동을 느낀다.
② 혈액 순환이 원활해지고 세포의 미세한 감각이 깨어난다.
③ 뇌척수액 위에 떠 있는 뇌도 살랑살랑 흔들리고 있다고 상상한다.
④ 두뇌 신경세포의 연결이 강화되고 활성화된다.
⑤ 뇌 전체에 찌릿찌릿한 전율이 느껴지고 머릿속이 환해진다.
⑥ 이때 자신이 원하는 것이 이루어진 모습을 뇌에 새기자. 좋은 습관으로 바뀐 모습, 바람을 실현한 모습 등. 뇌는 상상과 실제를 구분하지 못한다. 마무리 명상으로 당신이 원하는 꿈의 회로를 날마다 강화시켜 나가자.

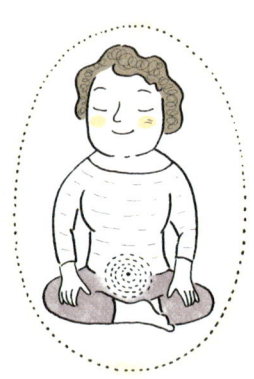

두손모아 뇌파진동

• **방법**

① 반가부좌나 책상다리를 하고 편안하게 앉아 눈을 감는다.

② 양손을 가슴 앞에 모으고, 두 손바닥 사이의 느낌에 집중한다.

③ 작은 소리로 "뇌파진동, 뇌파진동!"을 부르면서 손끝의 느낌에 집중한다. 손끝에 진동이 오지 않을 때는 의식적으로 상하로 가볍게 흔든다.

④ 상하로 움직이는 손끝의 느낌이 강해지면 앉은 상태에서 통통 튀기도 한다. 입술, 치아, 혀, 얼굴 근육이 흔들리고 온몸이 흔들리는 것을 느낀다. 진동이 목과 척추를 따라 온몸으로 퍼져나가는 것을 느낀다.

⑤ 진동이 커지면서 평소 몸이 아프거나 피로가 쌓인 곳으로 에너지가 집중된다. 오장육부에 강한 진동이 일어나고 굳고 뭉쳤던 곳이 자연스럽게 풀린다.

⑥ 서서히 진동이 가라앉으면 의식을 아랫배 단전에 둔다.

⑦ 내쉬는 숨을 길게 내쉰다. 3회 정도 반복한다.

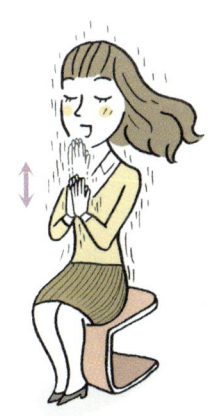

• **마무리 | 의식을 확장시키는 일지 지구뇌명상**

① 눈을 감고 지구를 떠올린다. 그 지구가 눈앞에 있다고 상상한다.
② 두 손으로 지구를 감싼다. 내 손 안에 지구가 들어 있다.
③ 내가 숨을 들이쉬면 지구도 숨을 들이쉬고, 나의 양손도 자연스럽게 벌어진다.
④ 내가 숨을 내쉬면 지구도 따라서 숨을 내쉬고 양손도 다시 모인다.
⑤ 나의 숨과 함께 지구가 숨쉬는 것을 느낀다.
⑥ 지구와 내가 하나로 연결되는 것을 느껴본다. 나의 에너지와 지구의 에너지가 하나가 된다.
⑦ 양손을 무릎 위에 편안하게 내려놓는다.
⑧ 지구와 함께 숨쉬며 지구의 영혼이 나에게 보내는 메시지에 귀 기울여 보자.

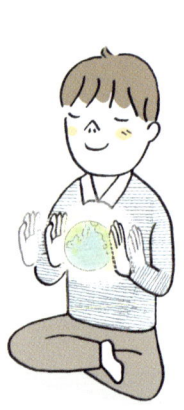
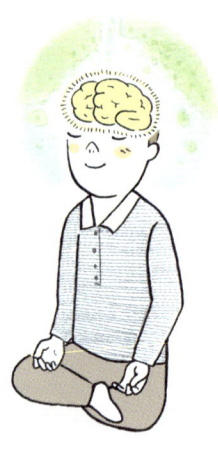

TIP 이럴 때는 이렇게!

고개를 '도리도리' 하면서 좌우로 흔들 때 목과 뇌에서 서걱서걱하거나 뿌드득하는 소리가 날 수도 있다. 이는 이완되는 과정 중에 나타나는 현상이므로 염려할 필요가 없다. 다만 처음부터 너무 세게 흔든다거나 동작을 크게 하면 어지럽거나 가슴이 답답해 울렁증이 생길 수 있다. 처음에는 작고 부드러운 동작으로 시작하는 것이 좋다.

어지러움을 느끼는 경우 뇌파진동을 하기 전에 주먹을 쥐듯 양손을 가볍게 그러쥐고 토닥토닥 아랫배를 두드린다. 3분 정도 반복한다. 특히 몸이 허약하거나 긴장을 잘하는 사람의 경우, 평소 머리 쪽으로 쉽게 기운이 상기되기 때문에 이를 방지하기 위한 준비동작이 필요하다.

목이나 어깨가 많이 굳은 경우 천천히 좌우로 목을 돌려주고, 앞뒤로 어깨를 돌려 뭉친 근육을 풀어준다. 이후에 뇌파진동을 시작한다.

가슴이 답답한 경우 '아~' 소리를 길게 내면서 가슴이 시원해지도록 양손으로 두드린다. 내쉬는 숨을 길게 하면서 호흡으로 마무리한 후 뇌파진동을 한다.

관절염이 있는 경우 손목이나 발목 등 아픈 부위에 집중해서 좌우로 살살 흔들어 준다. 천천히 가볍게 진동을 하되 중간에 멈추지 않고 계속 한다. 진동의 여진을 느끼면서 호흡으로 마무리한다. 진동을 통해 통증이 완화되는 효과가 있다.

혼자서 뇌파진동을 하기 어려운 사람의 경우 혼자서 뇌파진동을 하기 어려운 사람의 경우에는 뇌파진동을 유도해준다. 몸에 힘을 빼고 편안하게 자리에 누워 눈을 감게 한다. 누워 있는 사람의 양발을 잡고 앞뒤로 가볍게 밀듯이 흔들어준다. 누워 있는 사람은 발에서부터 진동이 시작되어 온몸에 퍼지는 것을 느낄 수 있다. 오랫동안 누워 있으면 에너지가 정체되기 쉬운데 이럴 때 약한 진동을 해주면 몸이 상쾌하고 가벼워진다.

뇌파진동 따라 하기 - 응용편

긴장을 효과적으로 풀어주는 '발끝 부딪치기 뇌파진동'과
온몸의 신경계를 활성화시키는 '걷기 뇌파진동'

걷고, 웃고, 말하는 일상의 작은 움직임들 또한 기왕이면 뇌파진동의 효과를 볼 수 있도록 활용해 보면 어떨까? 모든 움직임, 운동은 진동을 활성화하니 말이다. 최근 미국 스토니 부룩대학의 클린톤 루빈 교수는 20분간의 약한 진동이 지방 축적을 막아주어 다이어트 효과는 물론 당뇨병과 심혈관계 질환에 대한 감수성도 낮출 수 있다는 연구 결과를 발표했다. 격한 운동을 통해서만 칼로리를 태울 수 있다는 고정관념을 깨트려준 것이다.

  뇌파진동에서 중요한 것은 진동의 강도 혹은 방법에 있지 않다. 자신의 몸에 집중해서 자신의 고유한 리듬을 찾는 데 의미가 있다.

어떤 움직임이든 단순한 동작을 의식적으로 반복해보라. 그리고 자신의 고유한 리듬을 찾아 몸이 움직이는 대로 움직여보라. 생명의 중추인 뇌간이 활성화되고 스스로의 몸과 마음을 조절할 수 있는 힘이 생길 것이다.

발끝 부딪치기 뇌파진동

누워서 간단하게 발끝을 부딪치는 동작을 5분 정도 반복하는 것만으로도 숙면을 취할 수 있다. 목과 어깨 등 상체의 긴장감, 가슴의 답답함, 하체의 정체된 에너지를 발끝으로 내려보낸다고 상상하자.

① 다리와 팔을 편안하게 내려놓고 눈을 감는다.
② 어깨, 팔, 다리 등 몸 전체를 살랑살랑 움직여 몸을 편안하게 한다.
③ 숨은 입으로 길게 '후~' 하고 토해내듯 내쉰다.

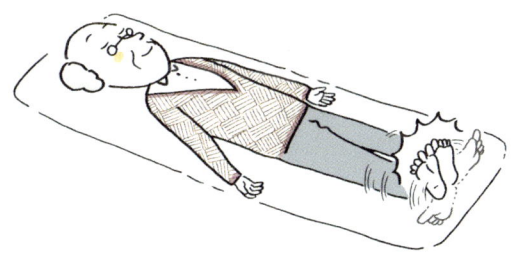

④ 발뒤꿈치를 붙이고 발끝을 부딪친다.
⑤ 강약이나 속도는 자신에게 맞게 하되 쉬지 않고 반복한다.
⑥ 발끝의 진동을 타고 무릎, 허벅지, 엉덩이, 허리를 지나 머리끝까지 미세하게 떨리는 것을 느낀다.
⑦ 온몸에 진동이 일어나면 몸이 움직이는 대로 맡겨둔다.
⑧ 10분 정도 반복한 뒤, 동작을 멈추고 몸 안에 흐르는 미세한 진동을 느껴본다.
⑨ 아랫배 단전에 마음을 모으고 천천히 심호흡을 3번 한 뒤 마친다.

걷기 뇌파진동

다음은 일반 걸음보다 최소 세 배의 운동 효과가 있는 장생보법이다. 장생보법이 일반 걸음과 다른 점은 우리 몸의 가장 말단에 있는 발가락까지 힘을 줌으로써 뇌를 활성화시킨다는 데 있다. 같은

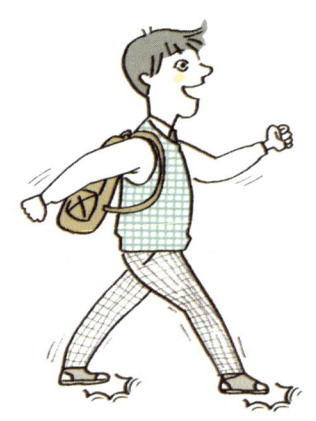

발바닥이라고 하더라도 뇌로 전달되는 신경이 가장 밀집되어 있는 곳은 발가락이다. 발가락에 힘을 제대로 주기 위해서는 용천湧泉(발바닥 길이를 3등분한 앞쪽 1/3이 되는 지점으로 사람 인人자로 움푹 패인 곳)과 발가락을 함께 꽉꽉 눌러줘야 한다. 처음에는 의식적으로 발가락에 힘을 주고 자세를 취하면서 걷게 되지만 계속 걷다 보면 발끝에서 머리끝까지 에너지가 하나로 연결되어 어느 순간 몸의 리듬을 느끼게 된다. 그 리듬을 타고 걸으면 오랜 시간 걸어도 피곤하지 않고, 오히려 활기가 생긴다.

① 발가락과 용천에 힘을 주고 11자로 걷는다.
② 아킬레스건(발목)에 힘을 주고 무릎을 쭉쭉 펴고 걷는다.
③ 허리를 펴고 아랫배에 힘을 주고 걷는다.
④ 웅크린 가슴을 쫙 펴고 걷는다.
⑤ 얼굴은 활짝 웃으면서 걷는다.
⑥ 두 팔을 힘차게 흔들면서 걷는다.
⑦ 발바닥, 가슴, 온몸으로 미세한 진동이 퍼져나가는 것을 느끼면서 걷는다.

TIP 뇌파진동을 하기 전에 알아둘 점

시간 특별히 정해진 시간은 없다. 몸 상태나 뇌파진동의 강도에 따라 다르기 때문에 자신의 몸이 시원하게 풀린다는 느낌이 들 정도로 하면 가장 좋다. 초보자의 경우, 3~5분 정도 틈틈이 하는 것으로 시작해서 점점 시간을 늘려준다. 아침 시간에는 몸에 활력을 불어넣는 데 좋고, 저녁 시간에는 하루의 피로를 푸는 데 좋다. 단 에너지가 소진될 정도로 장시간 하는 것은 삼간다.

장소 뇌파진동은 언제 어디서나 쉽게 할 수 있지만, 혼자서 할 때는 주변의 영향을 받지 않는 조용한 장소가 좋다. 기회가 된다면 넓은 공간에서 여러 명이 함께 해보는 것도 좋다. 여럿이 함께 할 때 뇌파의 공명 현상이 일어나 체험도 깊어지고, 효과도 크다.

전문가 책을 보고 혼자서도 할 수 있지만, 뇌파진동을 처음 시작하는 경우는 동작을 취하는 것이 어색하기도 하고 자신이 제대로 하고 있는지, 내 몸 상태에 맞는 방법인지 확인받고 싶은 마음이 들 것이다. 이때는 전문가의 도움을 받거나 브레인월드(www.brainworld.com) 사이트를 방문하여 자신의 몸 상태를 점검받고, 자신에게 맞는 방법을 찾아보는 것이 좋다. 특히, 뇌파진동을 통해 깊이 있는 수련을 체험하고 싶은 분들은 전문가에게 지도받기를 권한다.

메시지 자신의 음파를 이용해 정신을 집중하고 뇌세포를 진동시킴으로써 뇌파를 안정시키고 뇌를 건강하게 만드는 방법이다. 어떤 특정한 소리를 반복해서 읊조리는 만트라 명상처럼 소리를 함께 낼 때 딴 생각에 빠지지 않고 집중력을 높일 수 있다. 뇌파진동을 하면서 "뇌파진동"을 소리 내어 반복하게 하는 것도 같은 이유다. 만약 몸이 약한 곳이 있다면 그 장기의 이름을 불러도 좋다. 심장이 안 좋은 사람이라면 "심장~, 심장~!" 이렇게 특정 장기의 이름을 부르면서 집중하면, 심기혈정心氣血精의 원리에 따라 장기의 건강을 회복하는 데 더욱 효과적이다.

음악 뇌파진동을 처음 할 때는 자신이 좋아하는 음악을 틀어놓고 해도 좋다. 단, 멜로디가 지나치게 느리거나 감상적인 음악은 진동에 적합하지 않다. 뇌파진동에 효과적인 음악으로는 사물놀이가 있다. 사물놀이는 꽹과리, 북, 장구, 징 소리가 어우러져 뇌와 온몸의 감각을 깨워주고, 강력한 진동파를 만들어준다. 특히 북소리가 둥둥 울릴 때마다 심장이 고동치면서 혈액 순환이 활발해지고, 온몸에서 진동이 발생한다.

사물놀이 외에도 아프리카나 남미의 민속 악기, 그 중에서도 단순하고 원초적이며 반복적인 리듬을 가진 타악기 소리는 뇌파진동을 유도하는 데 효과가 있다. 음악은 처음 뇌파진동을 유도할 때는 도움이 되지만 어느 정도 시간이 지나면 음악의 리듬이 몸의 리듬을 압도하기 때문에 음악에 의존하기보다는 자기 리듬에 집중하는 것이 좋다.

호흡 뇌파진동을 할 때, 호흡은 특별히 신경 쓰지 않고 자연스럽게 하면 된다. 입을 꽉 다물고 뇌파진동을 하면 가슴이 답답해질 수 있기 때문에 살짝 벌린 채로 하면 호흡이 자연스럽다.

명현 현상 뇌파진동 후 감기에 걸린 것처럼 몸살기가 있다거나 몸이 피곤하고 무겁게 느껴지는 등의 증상을 경험하기도 한다. 이러한 명현 반응은 만성적인 질환이 치유되고 있는 징후로, 막혀 있던 기 에너지의 흐름이 복원되면서 나타나는 현상이므로 놀라거나 걱정할 필요는 없다. 명현明玄은 '밝음과 어둠의 교차'라는 뜻으로, 컨디션이 좋을 때와 나쁠 때를 오르내리며 주기적인 변화를 거듭하면서 건강이 좋아지고 있다는 징후다. 에너지가 정체되어 몸 안에 쌓여 있던 독소들은 이러한 과정을 거치면서 깨끗이 정화된다.

뇌파진동의 특별한 효과

뇌파진동을 하면 어떤 변화가 일어나는가?
그런 변화가 일어나는 이유는 무엇인가?

자연치유력이 활성화되어 자가면역력을 높인다

2장에서도 설명한 것처럼 뇌간은 중뇌, 뇌교, 연수 세 부분으로 이루어지며, 뇌의 가장 아랫부분에 위치해 척수와 연결된다. 뇌간은 스트레스와 공포, 욕구, 쾌락 같은 감정 반응과도 관련이 깊다.

뇌는 매우 섬세하고 유동적인 조직이므로 머리를 흔들면 시냅스 간에 정보가 잘 처리되지 않는다. 생각이 끊기게 되는 것이다. 이렇게 잡념이 사라지면 연쇄적으로 뇌간에 에너지가 집중되어 생명중추로서의 기능이 활성화된다. 이는 곧 자연치유력의 향상을 의미한다. 자연치유력이 향상되면 몸이 겪는 여러 가지 문제들(질병, 스트레스, 불균형으로 인한 각종 증세)을 몸이 스스로 치료한다.

최적의 두뇌 컨디션을 유지하여 **집중력을 높인다**

최근 의학의 발전은 몸과 뇌를 분리해서 생각하는 편견에서 벗어나 몸과 뇌는 서로 분리되지 않고 영향을 주고받는 하나라는 것을 밝혀내고 있다. 몸을 단련하는 것이 뇌를 단련하는 효과를 낸다는 것.

특히 뇌파진동은 가볍게 흔드는 것만으로도 두통이 사라지고 머리가 맑아지는 효과가 있다. 목 부위에는 경동맥 등 뇌로 올라가는 주요 혈관, 여러 갈래의 근육, 경추, 12쌍의 뇌신경 등 주요 조직이 많이 몰려 있다. 고개를 좌우로 흔드는 동작을 반복하면 혈관, 근육, 신경, 뼈에 직접적인 영향을 미쳐 뇌의 기능뿐 아니라 몸의 기능까지 활성화되는 것이다. 이렇게 몸이 최적의 컨디션을 유지하면 집중력 또한 높아진다.

뇌의 **노화를 방지한다**

뇌의 노화는 모든 사람들이 겪는 변화다. 뇌는 노화하면 부피가 줄어든다. 65세가 되면 20세와 비교해 10퍼센트 정도의 부피가 줄어든다. 계속해서 신경세포가 사라지거나 크기가 줄고 시냅스 수가 적어지기 때문이다. 특히 고차원적인 기억과 관련된 해마와 해마 주변의 측두엽 또한 크게 위축된다. 또 뇌혈관도 약해져 혈류량도 줄어들고 치매의 원인인 아밀로이드를 비롯한 해로운 노폐물들도 잘 쌓이게 된다.

  그러나 사람마다 뇌를 어떻게 관리하느냐에 따라 노화 정도는 다르다. 같은 60세라도 85세의 뇌와 30세의 뇌로 나뉠 수 있다. 뇌파진동은 뇌의 노화를 방지하는 두뇌 단련법의 하나라고 할 수 있다. 성인병의 대부분은 혈관이 막히는 데서 시작한다. 주요 사망 원인 중의 하나인 뇌졸중은 뇌혈관이 막혀서 생기는 증상이다. 뇌에 있는 굵은 혈관이 막히면 뇌경색을, 가는 혈관이 막히면 기억상실증 및 치매 현상을 일으킨다. 뇌파진동은 혈액순환을 촉진시키고 호흡, 심박수, 혈압에 영향을 미쳐 뇌를 젊게 유지시킨다.

스스로 감정을 조절하고 긍정적인 선택을 할 수 있게 한다

우리는 간혹 뭔가 골치 아플 때 무의식적으로 머리를 세차게 흔든다. 머리를 흔들면 골치 아픈 생각을 계속 하려고 해도 할 수가 없다. 흔드는 동안 뇌세포들 사이의 정보처리가 멈추기 때문이다. 생각뇌인 대뇌피질이 잠잠해지면 생명중추인 뇌간이 활성화되어 뇌와 몸 전체의 기능이 조화와 균형을 찾는다. 이 과정에서 긴장과 스트레스 등 현대인들이 겪는 대부분의 심인성 질환들이 해소된다.

  또 뇌파진동을 통해 부정적인 감정을 느끼기 쉬운 뇌파 상태에서 뇌파가 안정되면 자아 존중감과 자신감이 커진다. 그리하여 같은 문제 상황에서도 부정적인 선택이 아닌 긍정적인 선택을 통해 삶의 적극성을 실현해 간다.

공감지수를 높여 좋은 사람을 끌어당기는 힘이 커진다

1천억 개에 달하는 뇌신경세포들 중에 '거울신경(mirror neuron)'이라는 것이 있다. 우리가 상대의 의도를 이해하고, 정서에 공감할 수 있는 것은 바로 이 거울신경의 작용 때문이다. 뇌파진동은 거울신경의 기능을 강화시켜 타인에 대한 공감 지수를 높인다.

아이의 고통을 실제로 느끼는 엄마의 동감고통이나 주변 사람의 감정이 전이되는 것도 거울신경 때문에 일어나는 반응이다. 공감능력은 가장 훌륭한 사랑의 기술이라고 할 수 있으니, 뇌파진동으로 타인을 더 깊이 이해하고 사랑하게 된다.

옛 속담에 '끼리끼리 어울린다'라는 말이 있다. 이 속담에는 파동의 동조화 원리가 담겨 있다. 동조 현상 또한 거울신경과 관련이 있다. 내가 충만한 에너지를 갖고 있으면 그런 에너지를 가진 사람들이 끌려오게 마련이다. 뇌파진동을 통해 내 몸과 마음이 좋은 상태일 때 좋은 사람을 끌어당기는 힘 또한 커진다.

나쁜 습관에서 벗어나 **좋은 습관을 만든다**

뇌파진동으로 몸과 마음의 균형을 유지하면, 몸에 대한 감각이 예민해진다. 몸에 이상이 생기면 쉽게 자각할 수 있게 해준다. 또한 술이나 담배, 몸에 좋지 않은 음식 등은 자기도 모르는 사이에 몸에서 거부 반응을 일으키기 때문에 절로 피하게 된다.

또 3층뇌의 수직 통합을 통해 생각과 감정과 몸의 감각이 일치하면, 억지로 노력하지 않아도 마음먹은 대로 몸이 움직여진다. 예를 들어, 뇌파진동으로 아침에 알람 없이도 일찍 일어날 수 있는 최적의 몸 상태를 만들면, 자연스럽게 아침형 인간이 될 수 있다.

뇌통합으로 **직관력, 통찰력, 문제 해결력이 향상된다**

뇌파진동을 하면 좌우뇌를 잇는 다리라 할 수 있는 뇌량을 활성화하여 좌뇌와 우뇌의 커뮤니케이션이 활발해진다. 이렇게 좌우뇌 교류가 활발해지면 한눈에 상황을 파악하고 처리하는 힘이 커진다. 또 한꺼번에 여러 가지 일을 하는 멀티태스킹도 가능해진다.

뇌파진동은 좌우뇌 커뮤니케이션이 활발해지는 수평통합 외에도 대뇌피질, 대뇌변연계, 뇌간의 수직 통합 또한 동시에 이뤄낸다. 이렇게 입체적이고 다층적인 뇌통합으로 통찰력과 직관력이 커진다. 뿐만 아니라 문제 상황을 지혜롭게 대처할 수 있게 된다.

뇌의 주인으로서 **삶을 주도적으로 살 수 있다**

다른 사람이 주도하는 상황에 맞춰 살아가는 사람의 경우, 상황을 주도적으로 운영하는 사람에 비해 스트레스에 취약하다고 한다. CEO보다 훨씬 젊은 수행 비서들이 건강상의 문제를 더 많이 겪는 이유 중의 하나가 이 때문이다. 대개의 CEO들이 지칠 줄 모르는 강인한 체력을 타고난 사람으로 보이는 이유도 주도적으로 상황을 이끌기 때문에 스트레스를 덜 겪는 것이라 진단할 수 있다.

뇌파진동으로 뇌가 통합되면 진짜 자신이 원하는 것을 찾게 된다. 그리고 원하는 것을 현실에 실현하는 힘이 커진다. 크고 작은 성공을 체험하며, 스스로 인생을 경영하는 CEO가 된다.

TIP 뇌파진동의 효과 36가지

뇌파진동은 누구나 쉽게 할 수 있으며, 몸과 마음의 균형을 유지하는 예방의학적 효과가 뛰어나다. 뇌파진동의 효과는 개인의 나이, 체질, 질병 여부, 수련에 임하는 마음의 자세, 수련의 정도에 따라 서로 다르다. 다음은 뇌파진동 체험 사례에서 나타난 효과를 36가지로 분류한 것이다. 21일간 뇌파진동을 한 뒤 효과를 점검해보자.

- ☐ 뻣뻣한 뒷목이 부드러워진다.
- ☐ 굳은 어깨 근육이 부드러워진다.
- ☐ 눈이 침침하고 건조한 증상이 사라진다.
- ☐ 두통이 사라지고 머리가 맑아진다.
- ☐ 아침에 개운한 몸 상태로 일어날 수 있다.
- ☐ 척추가 반듯하게 펴지고 자세가 바르게 잡힌다.
- ☐ 몸의 부기가 빠지고 균형 잡힌 몸매를 만들어 준다.
- ☐ 피부가 촉촉하고 혈색이 좋아진다.
- ☐ 변비가 해소된다.
- ☐ 소화가 잘 된다.
- ☐ 혈액 순환이 잘 되어 손발이 따뜻해진다.
- ☐ 감기조차 걸리지 않는 건강한 체질로 개선된다.
- ☐ 불면증이 해소된다.
- ☐ 생체 리듬의 회복으로 생리 주기가 정상적으로 돌아온다.
- ☐ '무엇이든 할 수 있다'는 자신감이 생긴다.
- ☐ 중독과 같은 의존적인 습관에서 벗어난다.

☐ 금연, 금주 등의 습관이 개선된다.
☐ 식욕이 조절된다.
☐ 우울증이 사라진다.
☐ 호흡이 깊어지고 마음이 고요해진다.
☐ 내면의 깊은 교감을 통해 자아 존중감과 신뢰감이 높아진다.
☐ 자신의 감정을 이해하고 표현하는 능력이 커진다.
☐ 긍정적이고 적극적인 사고를 하게 된다.
☐ 좋은 사람을 끌어당긴다.
☐ 타인을 이해하고 공감하는 능력이 커진다.
☐ 사고가 유연해진다.
☐ 기억력이 좋아진다.
☐ 좌우뇌의 통합이 잘 이루어진다.
☐ 학업, 업무 등의 집중력이 향상된다.
☐ 예술적인 표현력이 더 섬세해진다.
☐ 자기다움의 개성을 발현하게 된다.
☐ 전체를 보는 통찰력이 향상된다.
☐ 스스로 선택하고 책임지려는 주인의식이 생긴다.
☐ 지구의 영혼을 느끼는 차원으로 의식이 확장된다.
☐ 매사에 감사하는 마음이 커진다.
☐ 문제를 적극적으로 해결하려는 도전의식이 생긴다.

5장

나의 '두뇌 경영' 이야기

- 세계적인 명상터, 마고성에 얽힌 사연
- 쓰레기더미에서 찾은 나의 존재 가치
- 단학에서 출발한 뇌교육의 역사

한 개인의 인생에서부터 인류의 미래까지
그 모든 것을 관통하는 키워드를 찾는다면, 단연 '뇌'다.

세계적인 명상터, 마고성에 얽힌 사연

나는 마고성을 볼 때마다 '세도나의 볼텍스 에너지도 강하지만
인간의 신념이 가진 에너지는 또 얼마나 강한가' 하고 지난날을 돌아본다.
이 세상에 그 어떤 물질보다 단단하고 강력한 것이 사람의 신념이다.

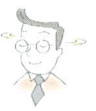

내가 주로 머무는 곳은 미국 아리조나주 세도나다. 이곳은 풍광이 아름다우며, 신비스러운 기氣에너지가 응집된 볼텍스vortex가 집중적으로 모여 있어 세계적인 명상지로 유명하다. 그랜드캐년에서 약 2시간 거리에 있는 세도나는 예로부터 인디언들의 성지로 알려진 곳이다. 세도나 시민들은 신이 그랜드캐년을 창조했다면 그 신이 사는 곳은 세도나라고 말할 정도로 이곳에 대한 자부심이 대단하다.

세도나에서도 가장 신령스럽고 아름다운 곳에 '마고성'이 있다. 마고성이라는 이름은 내가 붙였는데, 원래 마고성은 신라시대 박제상이 쓴 〈부도지〉에 나오는 지구 어머니가 사는 성城으로 성서의

에덴동산에 해당하는, 인류가 유래한 장소다.

내가 마고성을 보게 된 것은 세도나에 정착하고 나서도 한참이 지났을 때였다. 명상 여행을 할 수 있는 트레일코스를 개척하다가 우연히 도심 중앙에 있는 언덕을 오르게 되었는데, 그 정상에 집 한 채가 눈에 띄었다. 그 집은 세도나의 유명한 붉은 바위산들을 한눈에 볼 수 있는 높은 곳에 위치해 있어 누가 봐도 천하 명당이었다. 나는 그 전망 좋은 집에서 그곳의 에너지를 직접 느껴보고 싶었다. 그런데 대문 앞에 'No trespassing(출입금지)'이라는 팻말이 붙어 있었다. 문은 열려 있었지만 들어갈 수가 없었다. 그래도 주인에게 잘 말하면 구경할 수 있으리라 생각하고 한참을 대문 밖에서 서성거렸다.

한 시간쯤 지나자 그 집에서 젊은 여성이 나타났다. 나는 아주 반갑게 인사를 건네며, "단 5분이라도 좋으니 이 아름다운 집을 구경하고 싶다"고 정중하게 요청했다. 그런데 이 여성은 "Get out!" 하면서 "쾅"하고 문을 닫아버렸다. "이곳은 사유지고, 하루에도 수십 명씩 나 같은 사람이 찾아오며, 아직 누구에게도 공개한 적이 없다"는 것이 쫓겨난 이유였다. 나는 얼굴이 화끈 달아오르는 것을 느끼며 떨어지지 않는 발걸음을 옮겨야 했다. 그때 마음속으로 맹세했다.

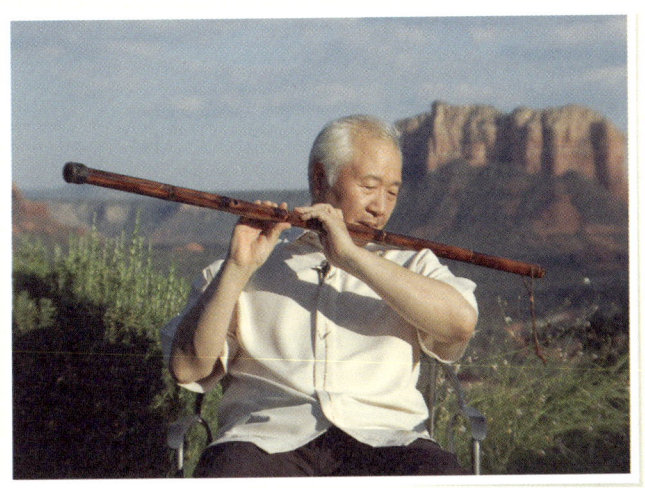
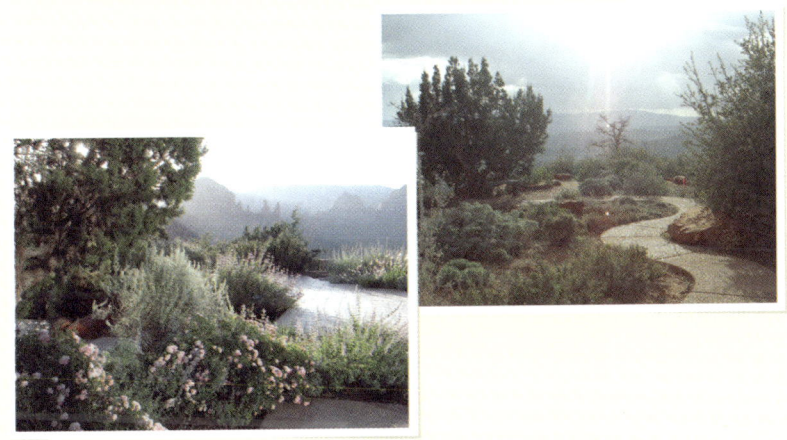

세도나에서 가장 신령스럽고 아름다운 마고성의 정원

'지금은 내가 단 5분도 이 집에 들어가 볼 수 없지만 10년 후에는 반드시 이 집의 주인이 되겠다.'

당시 나는 세도나에 작은 집도 한 채 없었다. 현실적으로 내가 그 비싼 집을 산다는 것은 누가 봐도 불가능한 일이었다. 그런데 그 꿈이 정말 10년 후에 이루어졌다. 나는 10년 동안 그 집의 주인이 되는 모습을 그렸고, 어려운 일이 있을 때마다 마고성을 바라보며 힘을 냈다.

그동안 세도나에서 명상 가이드 일을 열심히 하면서 나는 사람들의 건강을 보살펴주기도 했다. 당시에 팔을 잘 못 쓰고 거동이 불편한 할머니 한 분이 우연히 눈에 띄어서 집으로 초대한 적이 있었다. 할머니를 정성껏 보살펴드리고 대화를 나누던 중에 할머니가 마고성의 집주인이라는 것을 알게 되었다.

할머니는 그 집에 얽힌 사연을 소상히 들려주었다. 그리고 얼마 전에 집을 팔려고 내놓았는데 결국 계약이 파기되었다고 했다. 사연인즉슨, 헐리우드의 한 유명 배우가 결혼을 앞두고 그 집을 사기 위해 계약금을 걸고 갔는데, 이후 약혼녀와 헤어지는 바람에 계약을 취소한 것이다. 나는 그 이야기를 들으면서 '아, 드디어 10년 만에 기회가 오는구나' 하고 가슴이 벅찼다. 할머니는 그 영화배우에게 받은 계약금도 있다면서 원래 그 집을 구입했던 원가에서 별로 남기지도 않고 파격적인 가격으로 집을 나에게 팔았다. 드디어 내가 그토록 꿈꾸던 마고성의 주인이 된 것이다.

마고성은 세도나의 볼텍스 에너지 네 곳을 합한 것보다 더 강력한 에너지가 모인 장소로 지구 어머니, '마고'의 영혼을 느낄 수 있는 영적인 명상터다. 한 사람이 소유하며 살기에는 에너지가 너무 크고 아름다워서 나는 마고성을 비영리법인인 '타오펠로우십'에 기증했다. 마고성은 특별한 사람들과의 특별한 만남을 위해서만 사용하는데 이곳에서의 만남을 통해 좋은 일들이 많이 일어나고 있다.

나는 마고성을 볼 때마다 '세도나의 볼텍스 에너지도 강하지만 인간의 신념이 가진 에너지는 또 얼마나 강한가' 하고 지난날을 돌아본다. 이 세상에 그 어떤 물질보다 단단하고 강력한 것이 사람의 신념이다. 나는 손톱만 한 희망이라도 있다면 그것을 붙잡고 끊임없이 꿈을 키워왔다. 당장은 아무것도 가진 게 없고 준비된 게 없어도 그것은 꿈을 이루는 데 전혀 문제가 되지 않았다. 중요한 것은 내가 건강하고 열정만 있다면, 그리고 정말로 원하는 게 분명하다면 아무리 태산 같은 꿈도 성취할 수 있다는 것이다. 나라고 해서 특별히 남에게 없는 능력을 타고 난 것이 아니다. 내가 이루었다면 당신도 분명히 이룰 수 있다. 모든 사람이 나처럼 할 수 있다.

나는 '선택하면 이루어진다'는 BOS법칙을 체험한 것이다. 중요한 것은 신념이다. 누구나 신념을 가지고 선택하면 꿈을 이룰 수 있다. 그러니 당신도 손톱만 한 희망이라도 있다면 그것을 품어라. 그리고 신념과 열정을 가지고 꿈을 이루어라.

쓰레기더미에서 찾은 나의 존재 가치

나는 쓰레기를 치우면서 처음으로 일하는 보람과 창조하는 기쁨을 느낄 수 있었다.
돌이켜보면 창조의 원리는 너무나 간단하다.
내면에서 들려온 목소리를 따라 그냥 행하기만 하면 된다.

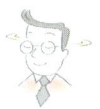

내가 고등학교를 졸업하고 대학에 두 차례 낙방한 뒤 길을 잃고 방황할 무렵의 일이다. 부모님을 뵐 면목도 없고, 친척들이나 친구들을 만나는 것도 두려웠던 그때 '정말이지 이렇게 살 바에는 죽는 게 낫다'는 생각이 들 정도로 나는 삶의 목적을 상실한 상태였다. 우울증과 무력증으로 그날도 느지막이 일어나 동네를 한 바퀴 돌기 위해 길을 나섰다. 그러다가 우연히 다리 밑에 수북이 쌓인 쓰레기더미를 발견했다. 우두커니 서서 그 쓰레기를 바라보는데 문득 이런 생각이 들었다.

'그래, 내가 지금은 저 쓰레기와 다를 바가 없구나. 그러니 이거라도 한번 치워보자. 이걸 하면 뭔가 달라질 것 같다.'

그전까지 나는 단 한 번도 나와 주위 사람들을 위해 감동할 만한 일을 해본 적이 없었다. 그런데 그때 내면의 소리랄까, 하늘의 소리를 들은 것이다. 물론 나를 붙드는 반대의 목소리도 들렸다.

'산속도 아니고 길 한복판에서 이걸 치우고 있으면 마을 사람들이 얼마나 흉을 보고 손가락질을 할까? 시험에 낙방하더니 이상해졌다고 할지도 모른다. 혹시 나를 더럽다고 하지는 않을까? 부모님은 또 얼마나 창피해 하실까?'

별별 생각이 다 들었지만 나는 내면의 목소리를 따르기로 했다. 내가 사람들을 위해 뭔가 유익한 일을 한다고 생각하자 이것을 꼭 해야겠다는 강렬한 의지가 생겼다. 정말 가슴이 떨리기 시작했고 쓰레기를 치우는 일이 아주 귀하고 거룩한 일로 느껴졌다.

그때 마을에 쌓여 있던 쓰레기 양은 상당했다. 내가 태어나기 전부터, 아버지가 태어나기 전부터 그대로 쌓여 있었다고 하니 그 오물 웅덩이 안이 얼마나 깊은지는 알 수 없었다. 아무튼 악취 나는 그 웅덩이는 마을에서 골칫덩이였다. 나는 이것을 치우려면 어떻게 해야 하나 잠시 고민이 되었다. 그런데 바로 답이 나왔다. 백 년을 묵은 오물이니, 이것만큼 훌륭한 거름도 없다. 나는 인근 야산에 구덩이를 판 다음 거기에 오물을 파묻고 그 위에 호박을 심기로 했다. 나중에 호박이 열면 동네 사람들에게도 나누어주고, 가축들에게도 먹일 생각을 하니 생각만으로도 그렇게 즐거울 수가 없었다. 그날부터 바로 쓰레기 치우기에 들어갔다.

  삽을 들고 한나절 열심히 몇 개의 구덩이를 팠다. 오물을 파묻었을 때 냄새도 나지 않고 정화가 잘 되도록 하자면 파도 아주 깊이 파야 했다. 몇 차례 오물을 퍼 날라 부어 보니 그런 구덩이가 족히 100개는 있어야 한다는 결론이 나왔다. 힘도 들고, 남은 일도 아득해 보였지만 포기하자는 생각 같은 것은 전혀 들지 않았다. 오히려 더 끈질기게 해야겠다는 의욕을 느꼈다. 뭔가 내가 집중할 수 있는 일이 있다는 것이 묘한 안도감을 주었다. 구덩이를 파고, 오물을 져 나르고, 오물이 채워지면 흙을 덮고, 그 위에 호박씨 하나를 달랑 던져 넣고, 다시 흙을 덮는 일을 반복했다. 난생 처음 해보는 서툰 지게질에 어깨가 모두 까졌다. 까진 자리에 지게를 계속 졌기 때문에 상처가 아물다가 또 생기고 하면서 피멍이 들어 갔다. 어머니는 그 피멍을 보고 너무 속상해서 나를 붙잡고 우셨다.

  "이게 무슨 일이냐? 네가 어미 속을 기어이 다 파먹는구나! 하지 말라면 안 하는 시늉이라도 해야 할 것 아니냐! 그게 그렇게 꼭 해야 하는 일이라면 일꾼이라도 사서 붙여주마."

  그런 어머니의 애원에도 아랑곳없이 나는 다음날 아침이면 변함없이 지게를 지고 나섰다. 그렇게 한 달 만에 오물 웅덩이가 말끔히 정리가 되었다.

 남들 눈에는 어떻게 비쳤을지 모르지만 오물을 치우는 동안 나는 나 자신에게 집중할 수 있었고, 무엇보다 스스로를 신뢰할 수 있게 되었다. 절망감 속에서 나에 대한 존재 가치를 잃어버리고 방황할 때, 아무도 나를 인정해주지 않을 때, 내면에서 들려온 그 소리가 나의 존재 가치와 의미를 깨닫게 해주었다.

 호박을 심은 지 얼마 지나지 않아 야산은 온통 푸르고 싱싱한 호박덩굴과 잎사귀, 호박꽃으로 장관을 이루었다. 백 년 묵은 거름을 쓴 호박들은 뜨거운 여름 햇볕을 받으며 무럭무럭 자랐다. 가을로 접어들자 야산에는 집채만 한 호박 덩어리들이 사방으로 뒹굴기 시작했다. 그야말로 호박 천지였다. 나는 탐스러운 호박들을 지켜보며 마음이 뿌듯해지는 것을 느꼈다. 수십 년 묵은 것 같던 내 내면의 암흑도 조금씩 정화되어 갔고, 삭막했던 내 영혼도 노란 호박처럼 영글어 가는 것을 느꼈다. 그렇게 심고 수확한 호박은 온 동네가 다 나누어 먹고도 엄청나게 많이 남아서 동네 소들까지 한철 내내 호박을 먹고 살아야 했다. 나중에 들어보니 악취 나는 오물 웅덩이가 없어져서 마을 사람들이 그렇게 좋아했다고 한다.

 나는 쓰레기를 치우면서 처음으로 일하는 보람과 창조하는 기쁨을 느낄 수 있었다. 그 일을 계기로 어떤 생각이 일어나면 '그냥 한다'는 게 습관이 되었다. 돌이켜보면 창조의 원리는 너무나 간단하다. 내면에서 들려온 목소리를 따라 그냥 행하기만 하면 된다. 비록 태어나는 것은 내 뜻이 아니었다고 해도 사는 것은 얼마든지 내 뜻대로 살 수 있는 것이다. 그 뒤로도 나는 남들이 보기엔 다소 황당하고 비현실적이고 무모한 선택들을 용감하게 해왔다. 당장 손해를 보는 일일지라도 나의 내부에서 들려온 참된 목소리라면 언제든지 그것을 따랐다. 그 선택이 가장 감동적이고 나를 설레게 하는 일이라는 것을 알았기 때문이다. 무엇이든 첫걸음을 떼기가 어렵지 한 번 해보면 창조하는 일도 세수하다가 코를 만지는 것만큼 쉽다는 것을 알 수 있다.

미국 경영학에 '전파론'이라는 이론이 있다. 여기서는 인간의 유형을 네 가지로 나누는데 우리나라는 무조건 남들 따라가는 타인 추종형이 전체의 70퍼센트를 차지한다고 한다. 변화를 즐기고 모험을 좋아하며 호기심이 많고 창의적인 개척자 성향을 지닌 사람이 전체의 5퍼센트에 불과하고, 변화를 원하지만 다른 사람들 눈치를 보느라 진정한 변화를 꾀할 수 없는 사람이 20퍼센트, 자기가 살아온 철학, 생활 태도, 방법이 무너지면 인생이 끝장나는 줄 아는 고집 불통형이 나머지 5퍼센트라고 한다.

이렇듯 대부분의 사람들이 사회의 통념이나 자신의 생각에 갇혀 창조하는 기쁨을 맛보지 못한다. 좋은 아이디어나 생각이 있어도 주위 사람들 눈치를 보거나, '안 되면 어떻게 하지' 하는 걱정에 휩싸여 행동으로 나아가지 못한다. 아무리 좋은 지식과 생각도 몸으로 부딪쳐 행동에 옮기지 않으면 새로운 창조란 없다.

자기 가치를 잃어버린 사람들, 학교나 사회에서 아주 성실하다고 인정받지만 정말로 자기의 꿈과 희망을 찾지 못한 사람들에게 나는 뇌파진동을 통해 내면과의 대화를 시도해보라고 권하고 싶다. 정말로 위대한 힘은 내면에서 나온다. 이 엄청난 내면의 힘을 쓰지 못한 채 틀에 박힌 대로만 살아간다면 우리 영혼은 늘 갈증을 일으킬 수밖에 없다. 자신의 존재 깊은 곳에서 위대한 영혼의 목소리를 듣고 그것을 용감하게 실천할 때 우리는 그 어떤 즐거움과도 비교할 수 없는 창조자로서의 기쁨을 누릴 수 있다. 이제 당신도 그 힘을 써보라.

단학에서 출발한 뇌교육의 역사

피아노 건반으로 비유하면 대부분의 사람들은 매일 똑같은 건반만 치고 있다.
하지만 인간의 뇌에는 수십 억 개의 음색을 가진 건반이 있다.
뇌교육은 잘 쓰지 않는 건반을 두드리려는 노력으로 이해하면 된다.

나는 몇 년 전 평생 동안 연구해온 수많은 수련법과 프로그램을 '뇌교육'으로 통합했다. 혹자는 뇌교육을 서양에서 들어온 학문으로 생각하는데 뇌교육의 바탕은 우리 민족의 전통 수련법인 '단학'에서 비롯한 것이다. 단학의 중심 원리에는 세계적인 보편성이 있다. 그렇기에 내가 초기에 펴낸 〈단학〉이라는 책 표지에 '나와 민족과 인류를 살리는 길'이라는 부제를 당당히 붙일 수 있었다. 그런데 단학에서 사용하는 개념들이나 전통적인 인체관을 문자 그대로 옮겨 놓으면 세계인이 받아들이기에 힘든 부분이 있다. 나는 단학을 더 크게 키우기 위해서 단학의 원리를 현대적으로 재구성할 필요성을 느꼈다. 그 새로운 축이 바로 '상단전上丹田'이라고 할 수 있는 '뇌'였다. 지금의 뇌교육은 한국 전통의 뇌 계발법과 현대 과학을 접목한 것이다.

요즘은 두뇌 계발이 사회적 분위기를 타고 붐을 이루고 있지만 15년 전에는 그다지 이목을 끌지 못했다. 당시 나는 뇌 계발 비법을 담은 〈상단전의 비밀〉이란 책을 펴내고 강연을 통해 사람들에게 그 방법을 전수해주기도 했다. 사람들의 뇌가 활성화되면 의식이 성장해서 지금 내가 하고 있는 것처럼, 그들도 자신과 주변 이웃과 세상을 이롭게 하는 일에 동참하리라고 기대했다. 그런데 기대와는 달리, 일부에서는 나에게 전수받은 뇌의 능력을 그릇된 방법으로 사용해 사익을 채우는 데 악용했다. 나는 하는 수 없이 상단전 계발을 중단했다. 뇌를 사용하는 목적이 건강하지 않다면 뇌 계발은 자칫 인류의 재앙이 될 수도 있기 때문이다.

그 일을 계기로 나는 뇌를 계발하는 참다운 목적부터 정립해야 한다는 것을 절감했다. 뇌를 좀더 체계적이고 과학적으로 연구하기 위해 과학기술부로부터 인가를 받아 한국뇌과학연구원을 설립했고, 그 후에 누구나 할 수 있는 가장 보편적인 두뇌 계발법으로 '뇌호흡'을 창안하게 되었다. 그리고 뇌철학을 토대로 한 '뇌교육'을 학문으로 정립했고, 충남 천안에 세계에서 유일무이한 뇌교육 기관인 국제뇌교육종합대학원을 설립했다. 이곳에서는 뇌교육학의 석·박사 과정을 개설해 전문가를 양성하고 있다. 그리고 지금은 미국 뉴욕에 뇌교육대학을 세울 준비를 하고 있다.

기자들과 인터뷰를 할 때 가장 자주 받는 질문이, 언제부터 뇌에 대해 관심을 가졌는지, 어떻게 뇌과학자도 아니면서 이런 수많은 일들을 해낼 수 있었는지에 대한 것이다. 사실 나는 어릴 때부터 학교 생활 부적응자였기 때문에 '나는 왜 이럴까? 내 머리에 어떤 문제가 있는 건 아닐까?' 하는 의문이 끊이지 않았다. 그런데 내 뇌에 문제가 있었다는 것을 정확히 안 것은 12년 전이다. 미국에서 유명한 뇌과학자를 만나 뇌 사진을 촬영한 적이 있는데 그가 깜짝 놀라며, "이런 두뇌로 어떻게 성공했냐"고 물었을 정도였다.

의사의 말이, 뇌의 전두엽이 보통 사람들에 비해 지나치게 활성화돼 있는데 이런 성향의 사람들은 잠시도 가만히 있지 못하는 것이 특징이라고 했다. 뇌의 정보 처리 속도가 너무 빨라서 그 속도에 맞춰서 가르치지 않으면 집중할 수 없고, 누구한테 뭘 배우는 게 아주 어려울 거라고 했다. 고교 졸업 때까지 노트 한 권을 제대로 써본 적이 없고, 대학도 삼수를 해서 겨우 들어갈 만큼 학습 능력에 장애를 겪었는데 그것이 모두 뇌의 문제였다니 한결 위안이 되었다.

나의 경우를 보더라도, 뇌의 특정한 영역에 문제가 있다고 좌절하거나 실망할 필요는 없다. 다 자기 식대로 생존할 수 있게끔 만들어져 있기 때문이다. 뇌파를 조절해 자신의 본래 리듬을 찾기만 하면 뇌의 개성도 살리고 장점을 특화할 수 있다.

뇌에는 무한한 가능성이 있다. 그런데 사람들은 이 말을 잘 실감하지 못한다. 피아노 건반으로 비유하면 대부분의 사람들은 매일 똑같은 건반만 치고 있다. 하지만 인간의 뇌에는 수십 억 개의 음색을 가진 건반이 있다. 매일 같은 음을 내는 데 익숙한 사람들은 아예 다른 음을 두드릴 생각을 못한다. 뇌교육은 잘 쓰지 않는 건반을 두드리려는 노력으로 이해하면 된다. 인간의 뇌 속에는 평소 안 쓰던 근육과 같은 부분이 정말 많다.

내가 뇌를 이해하게 된 직접적인 계기는 모악산에서 21일간 감행한 명상 단식이었다. 서른 살, 나는 삶에 대한 궁극적인 해답을 찾기 위해 사생결단하듯 모악산으로 들어갔다. 내가 찾는 질문에 해답을 얻기 전에는 죽어도 산을 내려오지 않으리라고 다짐했다. 21일 동안 먹지도, 자지도 않은 채 스스로를 삶과 죽음의 경계까지 몰고 갔다. 그 기간 동안 나는 오감의 세계를 넘어선 초의식 상태에서 수많은 기적氣的, 영적 체험을 했다. 몸은 절반쯤 수면 상태에 들어가 있는데 의식은 지극히 명료한 각성 상태였던 것 같다.

시간이 흐를수록 극심한 고통과 공포가 느껴졌다. 머리뼈가 늘어나는 것처럼 빠지직 거리는 소리가 연신 고막을 울렸고, 눈은 빠질 듯이 아팠다. 뇌는 시들시들 쪼그라들면서 바짝 마른 느낌이 들었고 금방이라도 폭발할 것만 같았다. 나는 고통을 피하기 위해 나무에다 머리를 부딪쳐보기도 했다. 그리고 도저히 견딜 수 없는 상태가 되었을 때, 모든 노력을 포기했다. 그런데 바로 그 순간에 나의 내면에서 울려오는 한 목소리가 있었다.

'내 몸은 내가 아니라 내 것이다.'

아픈 것은 내 몸이지 내가 아니었다. 고통도 몸이 있고 감각이 있기 때문에 느끼는 것이지 몸이 없다면 무슨 고통이 있겠는가. 그러니 이 몸을 버린다면 모든 고통이 순식간에 사라지는 것이다. '내 몸은 내가 아니라 내 것'이라는 생각이 나를 뚫고 지나갈 때 내 머릿속에서 "펑"하고 엄청난 폭발음이 들려왔다. 처음에는 머리가 다 날아가버린 줄 알았다. 그런데 머리는 온전히 있었다. 그리고 거짓말처럼 모든 통증이 사라지고 엄청난 평화가 찾아왔다. 주변이 온통 빛으로 환해지는 것을 느꼈고 온몸의 세포 하나하나의 감각이 믿을 수 없을 정도로 확장되었다. 그리고 뇌 깊숙한 곳에서 어떤 목소리가 천지 사방으로 울려 퍼졌다.

내가 그토록 궁금했던 "나는 누구인가?"라는 질문에 "나는 천지 기운이야, 나는 천지마음이야!" 하는 답이 저절로 터져 나왔다.

"천지기운 내 기운, 내 기운 천지기운!"

"천지마음 내 마음, 내 마음 천지마음!"

깨달음의 오도송悟道頌이 존재의 깊은 곳에서 흘러나왔다. 우주와 내가 둘이 아니었고, 산과 내가, 저 강과 내가 둘이 아니었다. 온 천지가 나와 함께 호흡하고 있었다. 나는 천지의 주인이었고, 내 안에 천지가 있었다. 가슴에는 우주의 음악이 울리고, 피부로는 자연의 숨결이 드나들었다. 그 순간 나는 모든 생명의 근원이 빛과 소리와 파동이라는 것을 알았고, 우주의 생명 에너지가 나의 뇌 안에서 출렁이고 있는 것을 느꼈다.

나는 이 체험을 통해 뇌에 대한 새로운 자각과 깨달음을 얻었다. 우리가 알고 있는 것, 느끼고 있는 것, 인식하고 있는 것이 얼마나 협소한지, 그에 반해 인간의 뇌가 얼마나 위대한 존재인지를 통찰할 수 있었다.

생각해 보면 이상한 일이었다. 뇌는 단지 중요하다는 말만으로는 그 중요성을 다 말할 수 없는, 인체의 핵심 중의 핵심 부위다. 모든 생명 활동과 창조 활동의 근원이 여기에 있다. 그런 엄청난 중요성에 비해 전통적으로 뇌에 대한 관심은 매우 미미했다.

한의학을 예로 들면, 심포경, 방광경, 대장경 등 12경락을 눈으로 본 듯이 그려 내면서도 '뇌경'만은 아예 생각도 하지 않았다. 나는 우리 뇌에 근본적으로 상생을 추구하는 신경회로가 존재한다고 믿는다. 지금 나는 뇌경腦經을 준비 중이다. 성경, 불경을 읽듯이 앞으로 뇌를 가진 사람이면 누구나 뇌에 대한 복음서인 뇌경을 읽게 될 것이다. 또한 뇌경을 통해 인류의 뇌가 상생의 본성, 즉 홍익정신을 회복하게 될 것이다.

고대 이집트 사람들은 사후 세계를 믿었다. 그들은 시신을 잘 보존하기 위해 연두부처럼 물렁한 뇌를 박박 긁어낸 뒤 미라를 만들었다. 인체의 다른 장기들은 다시 쓰이게 될 때를 대비해서 정성스레 처리한 다음 단지에 담아 고이 모셔 놓았는데 뇌만은 긁어내 버린 것이다. 뇌 없는 사람이 도대체 어떻게 부활할 수 있고, 또 부활하면 뭘 할 수 있을 거라고 생각했던 것일까?

인류사적으로 보면 뇌에 대해 큰 관심을 갖게 된 것은 현대에 들어와서다. 그러나 과학과 의학이 고도로 발달한 오늘날에도 뇌의 구조와 생리와 능력을 완전히 밝혀내지는 못했다. 알려진 것은 극히 일부분일 뿐이다. 하지만 뇌 속에 엄청난 비밀과 불가사의한 능력이 잠재되어 있다는 것만은 분명한 사실이 되고 있다.

두뇌의 무한도전, 국제브레인HSP올림피아드

훈련을 통해 두뇌의 힘을 강화하면 눈을 가리고도 글을 읽고 사물을 인식하는 등 자연계의 법칙을 가볍게 뛰어넘는 능력을 발휘하곤 한다. 이를 HSP(Heightened Sensory Perception), 즉 고등감각인지능력, 줄여서 '고등감각'이라고 한다. 나는 이 현상에 주목했다. 이 능력을 기르는 방법을 많이 고안해 냈고 뇌교육에도 많이 활용하고 있다. 물론 눈을 감고 책을 읽는 능력 그 자체가 대단하고 중요해서가 아니다. 책은 눈을 뜨고 읽는 것이 훨씬 편하다. 비행기가 있는데 축지법을 애써 배울 필요가 어디 있겠는가. 하지만 뇌가 가진 능력에는 한계가 없다는 것을 암시하는, 확인 가능한 하나의 지표라는 면에서 HSP 현상은 대단히 중요하다. 그러므로 나에게 HSP는 '뇌의 무한한 가능성'과 같은 말이다.

HSP 현상은 초기에 많은 오해를 받았다. 과학적으로 정확히 설명이 안 된다는 것이 그 이유였다. 나는 그래서 수시로 과학자나 의사들에게 HSP 현상이 일어나는 현장을 참관하게 했다. 그들이 요구하는 실험 조건을 갖추고 시연도 했다. 그렇게 직접 목격한 과학자들은 현상 자체를 부정하지 않는다. 나는 국내외 쟁쟁한 연구원들을 초빙해 HSP 현상에 대해 과학적 연구를 당부하거나 공동 연구를 제의했다. 이들이 속속 연구 성과를 내놓으면서 HSP의 위상이 달라지기 시작했다.

1896년에 그리스의 아테네에서 개최된 올림픽이 '더 빨리, 더 높

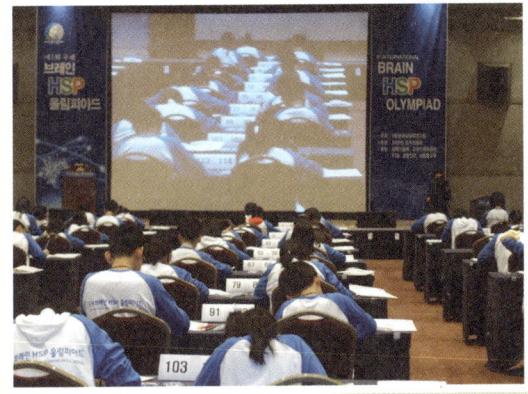

'HSP 뇌정보 구조화' 종목

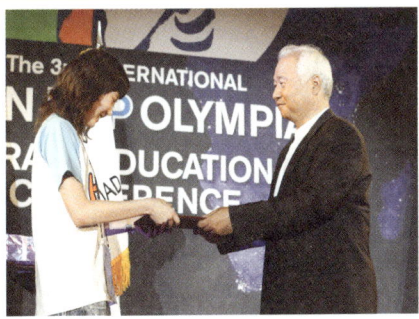

제3회 국제브레인HSP올림피아드 시상식

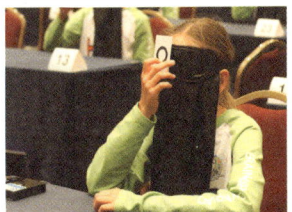

'HSP 브레인윈도' 종목

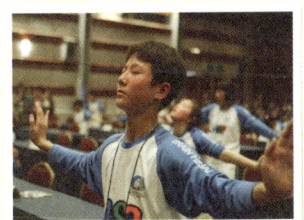

'HSP Gym' 종목

국제브레인HSP올림피아드는 '뇌에 대한 새로운 도전(New Challenge for the brain)'을 캐치프레이즈로 내걸고 2005년 한국에서 처음 개최되었으며, 2007년 제3회 대회는 미국 뉴욕에서 개최되었다.

이, 더 힘차게'라는 슬로건으로 인간 체력의 한계에 도전한 대회였다면, 인간 뇌의 무한한 가능성에 도전하는 대회로 나는 2005년부터 해마다 국제브레인HSP올림피아드를 열고 있다. 2007년 미국 뉴욕에서 '제3회 국제브레인HSP올림피아드'를 개최했고, 금년 8월에는 유엔본부에서 개최할 예정이다. 이제 HSP는 국제무대에서 당당히 공인받게 된 것이다.

HSP, 즉 '뇌의 무한한 능력'은 '21세기의 지동설'이 될 것이라고 나는 믿는다. 과학적 연구는 과학자들에게 맡기면서 나는 나대로 나만의 영감과 직감에 의지해 많은 것을 추론해 들어갔다. 일단 '뇌'를 중심축으로 놓자 많은 것들이 풀려 나갔다. 지금까지 나 자신의 수련 경험이나 지도 경험 속에서 만난 여러 가지 초자연적인 현상들도, 그리고 내가 정립한 철학들도 '뇌'라는 키워드를 대입하자 순조롭게 해석이 되었다.

인간이 도달해야 할 이상적인 상태로 나는 건강과 행복, 평화 세 가지를 꼽는다. 그러나 이 모든 것도 결국 뇌가 창조하는 것이다. 그래서 나는 요즘 HSP를 Health(건강), Smile(행복), Peace(평화)를 상징하는 말로 더 많이 쓰고 있다. 뇌를 다스리면 결국 인생을 다스릴 수 있다. 한 개인의 인생만이 아니다. 개인에서부터 사회 전체의 향방, 더 나아가 인류의 미래까지 그 모든 것을 관통하는 단

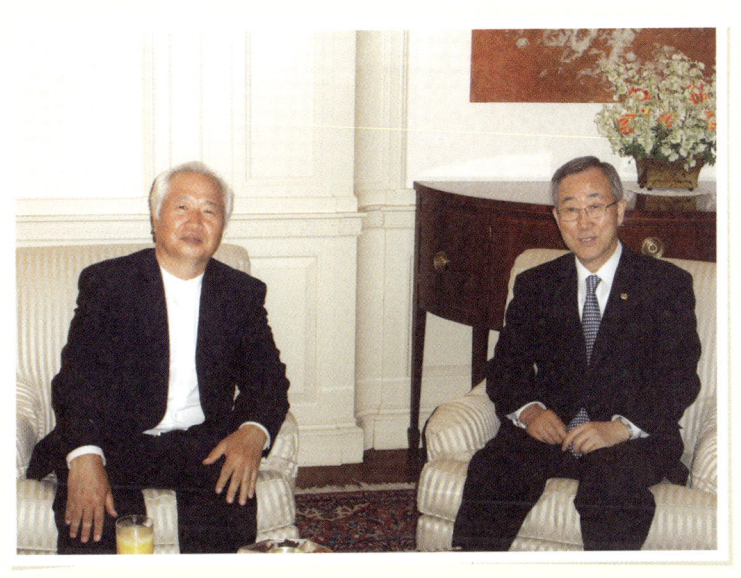

반기문 유엔 사무총장은 지구 문제를 해결할 열쇠가 인간의 '뇌'에 있다는 것에 공감했고,
뇌교육에 대해서도 깊은 관심을 보였다.

하나의 키워드를 찾는다면 그것은 단연 '뇌'다.

나는 작년에 뉴욕에서 'HSP올림피아드'를 끝내고 돌아가는 길에 반기문 UN 사무총장의 저녁 초대를 받은 일이 있다. 식사를 하면서 얘기를 나누었는데, 그는 지구의 환경문제가 우리가 아는 것보다 훨씬 심각하다면서 재임 시에 제일 중요한 사업 목표로 '지구 온난화 문제 해결'을 꼽았다. 누가 보아도 지금 지구는 문제가 있다. 나는 그에게 이것이 모두 우리의 뇌가 만들어놓은 결과이므로 뇌를 잘 쓰는 방법을 교육해야 한다고 말했다.

지구는 각기 다른 종교, 문화, 환경 속에서 다양한 가치와 이해로 살아가는 모든 사람들을 하나로 묶을 수 있는 유일한 가치다. 지구만이 종교와 민족, 국가, 문화, 가치관의 차이를 넘어 인류의 의식을 하나로 묶을 수 있으며 평화의 구심점이 될 수 있다.

요즘 나는 지구 경영, 뇌 경영에 대한 얘기를 많이 한다. 우리의 뇌는 지구와 연결되어 있다. 각자가 자신의 뇌를 잘 경영하면, 지구 경영은 저절로 된다. 뇌를 중요하게 여기는 이유는 인류 의식의 성장 없이는 인류 문명의 위기를 해결할 수 없고, 인류 의식의 성장을 위한 열쇠는 바로 뇌에 있다고 보기 때문이다. 인류 문명의 향방은 인류가 자신의 뇌에 어떤 정보를 받아들이는가, 뇌를 활용해 어떠한 정보를 창조하는가에 달려 있다.

나는 지구를 지식으로 이해하는 것 못지않게 실존적으로, 감각적으로 느끼는 것이 필요하다고 본다. 중요한 것은 지구의 마음과 인간의 마음이 교류하는 것이다. 지구를 생명체로 느껴야 하고, 그 생명체에 깃든 에너지와 영혼을 느낄 줄 알아야 한다. 나는 지구의 아픔을 느낄 수 있다. 당신도 지구를 느낄 것이다. 지금 이 순간에도 당신의 몸을 이루고 있는 파동이 지구의 파동과 공명하고 있다.

　당신과 지구는 하나다. 당신과 우주도 하나다. 명상 속에서 우리는 지구의 혼을 느낄 수 있다. 지구는 지금 병들어 있다. 아름다운 지구는 지금 몸살 중이다. 이제는 우리가 지구를 살려야 할 차례다. 그동안 우리에게 생명을 주고 키워준 지구에게 감사하고, 그 감사함에 보답해야 한다. 이것이 나와 지구의 진정한 교류이며, 이 교류를 통해 인간의 의식은 진화할 수 있다. 그리고 이 교류를 통해 지구는 본래의 아름다움을 회복할 것이고, 인간의 영혼은 완성될 것이다.

지구인을 위한
평화의 기도

나는 이 평화의 기도를
기독교의 신에게 드리는 것도 아니요
불교의 신에게 드리는 것도 아니요
회교의 신에게 드리는 것도 아니요
유태교의 신에게 드리는 것도 아닙니다
모든 인류의 신에게 드립니다

우리가 기원하는 평화는
기독교인만의 평화나
불교인만의 평화나
이슬람교인만의 평화나
유태교인만의 평화가 아니라
우리 모두를 위한
인류의 평화이기 때문입니다

나는 이 평화의 기도를
우리들 모두 안에 살아계신 하느님,
우리를 기쁨과 행복으로 충만하게 하시고
우리를 온전케하시며
우리로 하여금
삶이 모든 인류를 위한
사랑의 표현임을 이해하게 하시는
하느님께 드립니다

어떤 종교도 다른 종교보다
더 우월하지 않으며
어떤 진리도 다른 진리보다
더 진실되지 않으며
어떤 국가도 이 지구보다 크지는
않기 때문입니다

우리로 하여금
우리의 작은 한계를
벗어나도록, 그리하여

우리의 뿌리가 지구임을
우리가 인도인도, 한국인도, 미국인도 아닌
지구인임을 깨닫도록 도와주소서
신은 지구를 만드셨지만
지구를 번영토록 하는 것은 우리의 일입니다
이를 위해 우리는
어떤 나라의 국민이거나, 어떤 인종이거나, 종교인이기 이전에
지구인임을 깨달아야 하며
인류의 영적인 유산 속에서
진정으로 하나임을 알아야 합니다

이제 종교의 이름으로 가해진
모든 상처들에 대해 인류 앞에 사죄함으로써
그 상처를 치유합시다

이제 모든 이기주의와 경쟁에서 벗어날 것을
그래서 신 안에서 하나로 만날 것을
서로에게 약속합시다

나는 이 평화의 기도를
전능하신 신께 드립니다
우리가 우리 안에서 당신을 발견하게 하시고
그리하여 언젠가 당신 앞에
하나의 인류로서 자랑스럽게 설 수 있게 하소서

나는 이 평화의 기도를
모든 지구인들과 함께
지구의 영원한 평화를 위해 드립니다

홍익인간 이화세계

- 2000년 8월 유엔에서 열린 '밀레니엄 종교 및 영성 세계평화 정상회의'에서 아시아의 영성 지도자를 대표하여 필자가 올린 기도문이다. 평화가 아니라 분쟁의 온상이 된 종교계의 각성을 바라는 간절한 마음이 담겨 있다.

맺음말

당신의 뇌에 희망이 있다

작년 겨울, 저는 거의 50년 만에 어릴 적 다니던 초등학교에 가 보았습니다. 예전엔 그렇게 넓어 보이던 운동장이 정말 작아 보였습니다. 교정에 가만히 서 있으니 만감이 교차했습니다. 세상이 나를 끊임없이 성장시켜왔다는 것을 새삼스럽게 느꼈고, 인생 전체를 다시 한번 되돌아보는 계기가 되었습니다. 나의 삶이 더 가치 있도록, 앞으로도 남은 인생을 더 겸손하고 진실되게 살아야겠다는 다짐도 했습니다. 부모님과 친구들, 은사님들, 그리고 지금까지 저와 함께 뇌교육의 길을 개척해온 수많은 고마운 사람들의 얼굴이 떠올랐습니다.

인생은 성장과 완성의 길이며, 결국 모든 것은 하나로 연결되어 있습니다. 저는 이 책을 통해 당신이 인생에서 성공할 수 있는 길을 찾기를 바라며, 그 성공을 발판으로 성장과 완성을 향한 여행을 할 수 있기를 바랍니다. 그리고 그 모든 열쇠가 결국 당신의 뇌에 있다는 것을 깨닫고 가슴 뛰는 삶을 살기를 바랍니다. 당신의 뜨거운 열정이 당신과 주위 사람들의 삶을 놀랍도록 바꾸어놓을 것입니다.

뇌를 알고 잘 쓴다는 것, 이것은 정말 중요합니다. 그러나 뇌를 잘 쓰는 일은 의외로 간단합니다. 할 수 있는 것부터 하나씩 실천하면 됩니다. 저는 당신이 이 책을 읽고 가장 먼저 뇌파진동을 체험했으면 합니다. 뇌파진동으로 뇌가 건강하고, 행복하고, 평화로워지면 좋은 에너지가 당신의 몸에 가득 차서 흘러 넘치게 됩니다. 당신의 뇌가 좋은 선택을 할 수 있는 바탕을 갖춘 것입니다. 그렇게 되면 당신 자신과의 관계, 타인과의 관계, 그리고 세상 모든 것과의 관계가 조화롭고 평화롭게 변할 것입니다.

저는 앞으로 자라나는 아이들을 위해 '해피스쿨 운동(행복한 학교 만들기 운동)'을 전개하려고 합니다. 지금 제 모교인 성남초등학교가 해피스쿨 1호 학교로 선정되어 '뇌를 잘 쓰는 학교, 서로 통하는 학교, 흡연과 폭력이 없는 학교'를 만드는 캠페인을 함께 펼쳐나가고 있습니다. 미래의 주인공인 아이들의 뇌에 인류의 희망이 있습니다. 건강, 인성, 창의성을 해결할 수 있는 모든 답이 뇌에 있습니다. '해피스쿨' 프로젝트가 성공하면 교육 문제뿐 아니라 우리 사회가 겪고 있는 많은 문제들이 해결책을 찾을 것이라고 기대합니다.

인간의 육체는 분명 한계가 있지만 정신의 힘은 무한합니다. 어떤 어려운 상황에서도 "선택하면 이루어진다"는 보스BOS 법칙을 기억하십시오. 그리고 생각만으로는 안 될 때 뇌파진동을 하십시오. 뇌파진동으로 좋은 습관이 쌓일 때 당신의 삶에도 놀라운 기적이 시작될 것입니다.

우리는 에너지를 통해 하늘과 땅과 하나로 연결돼 있습니다. 따라서 당신 한 사람이 바뀌면 지구가 밝아집니다. 이 책이 당신의 인생을 바꾸고 이 사회와 국가, 더 나아가 인류의 의식 진화에 도움이 되기를 진심으로 바랍니다.

부록1

내가 체험한
뇌파진동

내 인생에도 기적이 일어났다!

뇌파진동을 체험한 사람들의 다양한 변화 사례가 편집부로 쏟아져 들어왔다.
한국, 일본, 미국 등지에서 날아든 수천 통의 체험기 가운데 일부를
뇌파진동의 효과별로 엮어서 소개한다.
좀 더 많은 이야기를 담고 있는 체험기들은 뒤에 이어서 싣는다.

소문이 들렸다. 〈뇌파진동〉 편집자에게는 귀가 쫑긋할 만한 내용이었다. 한국을 비롯하여 일본과 미국 등지에 있는 직장, 학교, 단센터에서 뇌파진동을 하는 사람들의 다양한 체험 사례에 대한 소식이었다. 그렇다면 본격적으로 체험기를 모집해보자는 편집부의 결정이 내려졌다. 불과 일주일의 모집 기간 동안 하루에 수백 통의 메일이 쏟아졌다.

편집 마감이 임박한 때인 만큼 수천 건의 체험기를 속독으로 읽어 내려갔다. 처음에는 책에 싣기 위해 놀라운 체험 사례 위주로 선별하며 읽었다. 그런데 점점 읽는 속도가 더뎌지면서 선별 기준에 상관없이 체험기를 빠짐없이 읽게 되었다.

뇌파진동의 효과는 상대적으로 우위를 논할 수 있는 것이 아니었다. 체험자의 효과 면에서 보면 마치 '맞춤형 뇌파진동'이라 할 만했다. 사

람들은 뇌파진동을 통해 자신에게 가장 절실한 문제들을 해소하거나 해결의 실마리를 찾게 된 것이다. 그리고 그 체험의 가치는 당사자에게 만큼은 '인생의 기적'이라 부를 만한 절대적인 사건이었다. 이렇다 보니 체험기를 읽는 기쁨과 동시에 선별의 갈등 또한 함께했다.

"스트레스 해소 차원에서 명상에 관심이 있었습니다. 그러나 시간이 없어 차일피일하던 차에 지인이 손쉬운 건강법으로 뇌파진동을 알려주더군요. 그 분이 하는 대로 따라하면서도 이런 단순한 동작이 정말 효과가 있을까 하는 마음이 들었어요." (김현, 회사원, 39세)

이처럼 대부분의 체험기는 단순하게 반복되는 동작을 통해 과연 어떤 효과를 얻을 수 있을지에 대한 의구심으로 시작되었다.

"컴퓨터 앞에 하루 종일 앉아 있다 보니 목과 어깨가 늘 아팠죠. 뇌파진동을 하고부터는 어깨의 긴장도 풀리고 목이 부드러워졌어요. 10분만 흔들고 나면 정말 가볍고 개운해져요." (셀리코이, 미국 애리조나 글렌데일, 40세)

"3개월 정도 꾸준히 뇌파진동을 하고 있습니다. 우선 피로감을 덜 느낍니다. 수면 시간이 오히려 줄었는데도 아침에 가뿐하게 일어나져요." (이경연, 교사, 38세)

뇌파진동의 효과는 몸에서부터 아주 빠르게 반응이 나타났다고 한다. 특히 뒷목과 어깨가 가볍게 풀리고, 두통이 완화된 사례들이 많았다.

"한 달 넘게 아침저녁으로 뇌파진동 수련을 하면서 뜻밖에 새로운 체험을 하고 있습니다. 때때로 찾아와 날 넉다운시키는 불청객인 두통을 다스릴 수 있게 됐거든요. 수면 부족이나 불쾌한 긴장이 이어질 때면 두통이 오곤 하는데, 한번 점화된 두통은 삼일을 활활 타오르고야 가라앉았습니다. 두통의 기미가 보이면 스트레칭, 산책, 수면, 두통약 등 여러 방법을 동원해 초기 진압을 시도하지만 어지간해서는 잡히지 않았습니다.

그런데 얼마 전, 두통이 덮쳐오려는 순간 뇌파진동을 했더니 전선이 더 이상 확대되지 않고 소강 상태에 머물더군요. 그래서 두어 시간마다 뇌파진동을 했죠. 그 결과 하루 만에 두통이 물러갔습니다. 미미하게 남은 잔불도 뇌파진동으로 말끔히 잡았고요. 뇌파진동으로 혈액 순환이 좋아지고 목과 어깨 부위의 긴장이 효과적으로 풀어지는 듯해요." (오인영, 출판 기획자, 42세)

전보다 몸이 가벼워지고, 부드러워지고, 피로감이 덜해지는 것을 체험한 사람들은, 이 단순한 동작을 날마다 반복하면서 저마다의 건강 문제를 스스로 해결해 나갔다.

"뇌파진동을 하고 나서는 아침에 알람이 없이도 저절로 눈이 떠집니다. 그리고 무엇보다 반가운 것은 그날 그날의 피로를 털어버릴 수 있게 된 거죠. 웹 기획이라는 업무 특성상 야근으로 인한 만성피로에 시달렸는데 말이죠. 몸이 건강한 리듬을 회복하니 이것 저것 하고 싶은 것들에 대한 의욕이 생겨요."(임은영, 인터넷 기획자, 28세)

"뇌파진동 후 가장 큰 변화는 날씬해진 겁니다. 6개월 전에는 얼굴 크기가 지금의 두 배였죠. 전체적으로 몸이 퉁퉁 부어 있고, 축축 처지는 느낌이 들었어요. 뇌파진동으로 생체 리듬을 회복하자 체중이 점점 줄더군요. 보는 사람마다 날씬해졌다고 칭찬해서 신이 나요."
(히라요가 미요코, 일본 히로시마, 35세)

"중학교 때 생리를 시작한 후, 생리 주기가 남들보다 짧아 고생이 심했어요. 그런데 이런 증상이 심해지더니, 3년 전부터는 매일 하혈을 했습니다. 점점 몸에 힘이 없고 혈압이 떨어졌어요. 산부인과를 찾았지만 뚜렷한 원인을 알 수 없다고 했죠. 한동안 한약도 꾸준히 먹었습니다. 몸이 이렇다 보니 매사에 적극성을 잃어갔죠. 그러나 뇌파진동을 하루에 네 번씩, 간절한 마음으로 꾸준히 하면서 현재는 하혈을 하지 않게 되었습니다. 그리고 내 몸의 치유 과정을 통해 내가 남들보다 쉽게 긴장하는 사람이라는 걸 자각하게 됐어요."(이윤선, 공무원, 29세)

"혈압이 높아 항상 머리가 묵직하고 두통이 잦았어요. 종종 한밤중에 혈압이 올라 응급실에 실려 가곤 했습니다. 그런데 뇌파진동을 한 이후에는 시력도 좋아지고, 두통도 완화되었을 뿐 아니라 머리가 개운하고 가벼워졌습니다. 다른 체조 동작들은 따라하기 어렵지만, 뇌파진동은 TV를 보면서도 눈이 침침하면 그때 그때 할 수 있어 정말 좋아요. 2분만 '도리도리' 해도 눈앞이 선명해집니다. 노안으로 고생하시는 분들을 모두 한자리에 모아서 '도리도리' 하면 좋을 것 같아요." (박영숙, 주부, 57세)

"저는 12년 전, 일본 나시노미야에서 대지진을 겪었습니다. 그때의 충격으로 생리가 멈췄어요. 한 인간이자 여성으로서 무언가 결여되었다는 피해의식으로 주눅 들어 살았습니다. 여자로서의 행복도 포기했죠. 그런데 뇌파진동을 통해 10년 이상 멈추었던 생리가 다시 시작되었어요. 새 인생을 사는 기분입니다." (다카하시 아이, 일본, 37세)

"2004년 임파종으로 등에 수술을 했습니다. 그 후로 척추분리증과 함께 등의 감각을 전혀 느끼지 못하는 후유증을 앓았어요. 등을 세게 꼬집어도 감각을 느낄 수 없었죠. 그런데 뇌파진동을 한 지 3일째 되던 날 등줄기를 타고 시원한 기운이 내려가는 것을 느꼈습니다. 그러고 나서 등의 감각을 회복했어요. 너무 놀라워서 이후에도 계속 뇌파진동을 했습니다. 감각을 회복한 것은 기뻤지만, 곧 등을 펴기 힘들 정도의 통증 때문에 고통스러웠죠. 그러던 어느 날 등 쪽의 뭉친 기운이 허리에서 다리 쪽으로 내려가면서 쑥 빠져나가는 느낌이 들

었습니다. 이후 몸 전체가 가벼워지면서 통증도 완화되었어요."(최은영, 웹디자이너, 26세)

"어떤 음을 내면 예를 들어, '도'를 내고자 하는데, '레' 음이 나오는 거예요. 나는 이 음을 내려는데 다른 음이 나와요. 더 이상 노래를 할 수 없는 지경에 이르렀죠. 뇌파진동 후 1년쯤 지나 노래를 다시 불렀는데 그때 제대로 목소리가 터지기 시작했어요. 가수로서 절망의 끝까지 갔다가 다시 새로운 생명을 얻은 셈이죠. 다시 노래 할 수 있어 행복해요."(김범룡, 가수, 49세)

"50대 초반입니다. 이미 폐경이 되었는데 뇌파진동 이후 아랫배가 따뜻해지더니 생리를 다시 시작했어요. 그리고 말하기 좀 부끄럽지만, 밤에 남편이 가까이 다가오는 게 부담스럽고 싫었는데 요즘은 그렇지 않아요. 감각이 예민해졌답니다."(정기자, 주부, 53세)

"저는 다발성경화증을 앓고 있었습니다. 걷기 위해서 양발에 버팀대를 달고, 지팡이를 짚어야 했죠. 3년 동안 발을 제대로 움직이질 못했어요. 그런데 이젠 발을 들어올릴 수 있어요. 이젠 기구나 사람의 도움 없이 혼자 움직일 수 있게 됐어요. 전에는 약간만 머리를 뒤로 젖혀도 몸의 균형을 잡지 못해 쓰러졌는데, 이젠 뒤로도 젖힐 수 있답니다. 담당 의사도 놀라더군요."(샤론, 미국, 59세)

"여름만 되면 팔, 다리, 목 등 접히는 부분에 땀띠처럼 피부병이 생겨 고생했습니다. 그러나 올 여름에는 신기하게도 전혀 피부병으로 고생하지 않았어요. 36년간 그렇게 시달린 피부병인데 말이죠. 그뿐인가요. 겨울만 되면 손발이 갈라져 피가 나서, 늘 오일을 듬뿍 바르고 비닐장갑을 낀 후에 잠을 잤어요. 그런데 이젠 손과 발이 촉촉하고 부드러워졌어요. 뇌파진동을 한 결과지요."(박화길, 주부, 37세)

이 외에도 건강 문제를 해결한 사례는 아주 다양했다. 심지어는 "무좀으로 양 발바닥의 껍질이 벗겨져서 고생했는데, 이젠 깨끗하게 완치되었습니다(이길호, 공무원, 34세)"라는 사례도 있었으니 말이다. 자연치유력이 활성화되면서 건강 문제가 개선된 것이다.

또 건강과 관련한 다수의 사례 가운데 하나가 시력이 좋아진 경우다. '눈의 피로가 덜하다', '안구건조증이 사라졌다', '눈앞이 환해진 느낌이다' 등의 사례가 많았다. 실제로 시력을 측정해본 사람들의 경우, 본인의 원래 시력보다 0.1~0.2 정도 좋아졌음을 확인했다고 한다. 놀랍게도 완전히 안경을 벗었다는 사례도 있었다.

"집중력이 좋아졌을 뿐만 아니라 시력도 좋아졌어요. 두 달 동안 꾸준히 한 결과, 0.9에서 1.2로 시력이 좋아졌습니다. 척추가 반듯해져 키도 커진 느낌입니다."(김대환, 웹기획자, 35세)

"5개월 정도 하루도 빠짐없이 뇌파진동을 한 결과, 안경을 벗었습니다. 왼쪽 시력이 0.3에서 2.0으로, 오른쪽 시력은 0.1에서 1.5로 완전히 회복되었습니다." (오세길, 회사원, 35세)

습관이 교정된 사례도 많았다. 예를 들어 불규칙한 식습관을 개선하고, 폭식을 멈추고, 알코올 중독에서 벗어나고, 금연에 성공했다. 주목할 만한 것은 뇌파진동으로 습관이 개선된 사례의 특징은 '~을 해야 한다'라는 강박관념에서 시작하지 않았다는 점이다. '적게 먹어야 해', '담배를 끊어야 해'라는 생각이 앞서는 것이 아니라, 몸이 먼저 반응하더라는 것이다. 많은 사람들이 뇌파진동을 통해 몸에 해로운 것을 자연스럽게 거부하게 되었다고 했다.

"평소 과체중이 고민이었습니다. 과체중의 가장 큰 이유는 식습관이었죠. 규칙적이지 않고, 기분에 따라 먹는 양이 달라 소화 기능도 떨어지고, 대장 기능도 좋지 않았습니다. 몸도 마음도 신나지 않았습니다. 뇌파진동을 하루에 10분 이상 꾸준히 하면서 몸이 가벼워지더니 자연스럽게 식욕이 저하되었습니다. 필요한 만큼 규칙적으로 먹게 되었습니다. 자연스럽게 활력이 생기고 자신감도 생깁니다." (윤재열, 주부, 53세)

"21일 뇌파진동을 통해 40년간 피워온 담배를 끊었어요. 무엇보다 나 자신과의 약속을 지켜냈다는 것이 기쁩니다!" (류홍관, 68세)

"한 달에 한 번 이상 과음으로 스트레스를 풀곤 했습니다. 그렇게 20년을 살았습니다. 좋은 습관이 아니라 고쳐보려 했지만 고쳐지지 않았습니다. 그런데 뇌파진동 후 술자리를 갖는 횟수가 점점 줄어들더니 내 의지대로 조절할 수 있게 되었습니다." (이승희, 사업가, 49세)

"한 살 때 엄마에게 버림받은 상실감, 슬픔, 분노로 몇 십 년간 지독한 알코올중독자로 살았어요. 그러나 몇 개월 꾸준히 뇌파진동을 하면서 억눌린 감정들이 눈물로 풀어졌죠. 어느 순간, "어머님 당신을 용서합니다!"란 말이 터져 나왔어요. 이젠 알코올중독에서 벗어나서 정말 기뻐요." (하마카다 에미코, 일본, 41세)

이렇게 몸의 감각이 회복되면서, 자기 자신을 객관화하는 힘도 커지게 되었다고 한다. 그리하여 감정에 휘둘리는 것이 아니라 조절할 수 있는 지혜를 얻게 되었다고 한다. 다음은 뇌가 통합되면서 자기 자신과의 커뮤니케이션 감각을 회복한 사례들이다.

"뇌파진동을 통해 몸도 건강해졌지만 그동안 갖고 있었던 단단한 생각들로부터 자유로워진 느낌입니다. 전에는 주변 사람들에게 성격이 직선적이고 강하다는 말을 많이 들었어요. 그러나 요즘엔 유연하고 부드러워졌다고들 놀라워합니다." (고토우 케이코, 일본, 69세)

"화가 나면 일단 누르고 한꺼번에 폭발시켜 스스로 힘들 때가 많았습니다. 뇌파진동으로 억눌린 감정을 느끼고 바라보게 되었어요. 진동으로 그동안 속으로 삭여온 감정들이 눈물로 터지면서 한바탕 청소가 되었습니다. 이제는 스스로에 대한 이해도 깊어지고 자신을 냉철하게 바라보는 시각을 갖게 되었어요." (홍성아, 공무원, 36세)

"뇌파진동을 하면서 아이들을 사랑하는 방법이 잘못되었다는 걸 깨달았어요. 제 어머님을 통해 경험했던 것을 우리 아이들에게 반복하고 있었던 거죠. 엄격한 잣대로 늘 비판적으로 대하는 태도요. 그런 자신의 모습을 바라보면서, 어머니에게 받은 내 안의 상처를 만났고, 또 내 아이들에게 너무 미안한 마음 때문에 많이 울었습니다. 요즘엔 아이들을 대하는 태도가 달라졌어요. 칭찬하고 격려하는 태도로 바뀌었습니다." (박양순, 주부, 47세)

"늘 주변 사람들을 의식하면서 살았다는 걸 자각하게 되었어요. '밝고 명랑하지 않으면 안 돼!', '예의 바르지 않으면 안 돼!', '착하지 않으면 안 돼!' 등. 이렇게 '-하지 않으면 안 돼!'라는 틀 속에 나를 넣고, 그것이 안 될 때는 습관적으로 자학해왔습니다. 남과 비교하고 남을 의식하며 스스로를 비하하는 내가 아닌, 솔직한 내 모습을 사랑하는 나, 이런 내가 정말 좋습니다." (남지영, 회사원, 30세)

"어느 날 뇌파진동을 하는데, 지금까지 '나'라고 생각해온 나를 바라보는 '또 다른 나'를 느낄 수 있었어요. 그때 바라본 내 모습은 세상을 살아오며 이리 차이고 저리 차여 생채기투성이었죠. 안간힘으로 버티는 내 모습이 너무 가여워서 엉엉 울었습니다. 그리고 내 안에 나를 불신하는 마음이 크다는 걸 발견하게 되었어요. 스스로에 대해 '나는 의지가 약하고 참을성이 없는 사람이다'라고 정의내리고 있었습니다. 그런데 그걸 자각하는 순간 그 부정적인 정보가 사라졌습니다." (우대석, 회사원, 51세)

"한 달에 한 번 주기적으로 우울증과 같은 감정적인 변화 때문에 힘들었습니다. 세상 근심 혼자 다 짊어진 사람처럼요. 지금은 그런 감정의 파도가 몰려오면, '아 또 올 것이 왔구나' 하면서 차분하고 고요하게 바라볼 수 있게 되었어요." (김복화, 연구원, 27세)

이렇게 몸이 건강해지고 스스로를 조절할 수 있는 힘이 생기면서, 수련자들은 "인생을 더 적극적이고 창조적으로 살고 싶어졌어요!"라는 이야기를 공통적으로 털어놓았다.

"전 70대이지만 아주 건강합니다. 하고 싶은 활동을 마음껏 하며 사니까요. 눈을 뜨자마자 남편과 함께 뇌파진동으로 하루를 시작합니다. 땀을 흠뻑 흘리면 너무 상쾌하죠. 또 단무까지 추고 나면 영혼의 자유로움을 느껴요. 죽는 순간까지 생의 축복을 누리다 갈 겁니다. 사람으로 살 수 있어 감사합니다." (요코다, 일본, 73세)

내가 삶의 주체라는 것을 자각하면서 타인과 비교하는 삶이 아니라 자기 가치를 높이는 삶으로 발전하기 시작했다. 예전이라면 문제를 피하거나 도망갔을 상황에서도, 적극적으로 도전하는 태도로 뇌가 반응한다고 했다. 그리고 스스로 문제를 해결하는 데 필요한 통찰력이 강화되었다고도 한다.

"매일 아침 10분간의 뇌파진동은 나와 대화하는 시간입니다. 무념무상의 명상 시간이죠. 뇌파가 안정되고 나면, 전날 업무 혹은 개인적인 문제들 가운데 풀리지 않았던 근심, 걱정이 눈 녹듯이 사라집니다. 이렇게 마음이 평온해지면 자연스레 문제를 해결하기 위한 통찰력이 작동됩니다. 내 안에서 답을 얻게 되는 거죠." (우종무, CEO, 44세)

"아침저녁으로 시간을 정하고 머리를 흔들어요. 그러면 생각이 정리됩니다. 뇌파진동 후 기억력이 좋아져서 일할 때 더 이상 메모지가 필요하지 않아요. 무엇을 해야 할지 제가 알고 있을 것이라고 믿어요. 저에겐 대단한 변화입니다." (바바라 브룩스, 미국, 38세)

"요즘은 독서가 하고 싶어집니다. 예전에는 일단 책을 펼치면 눈이 쉬이 피로해져서 오래 읽지도 못했을 뿐더러 집중력도 부족했죠. 그런데 요즘에는 왕성한 지식욕과 함께 2~3시간 책을 읽어도 눈의 피로를 덜 느낍니다." (김성진, 교사, 52세)

"나에게 가장 중요한 변화는 똑같은 한계 상황을 반복하게 만드는 정보에서 벗어났다는 겁니다. 부정적이고 소극적인 정보에서 벗어났을 때, 박하사탕을 먹은 느낌이 뇌에서 일어났습니다. 그래서 일을 하다 풀리지 않는 문제들이 있으면 뇌파진동을 통해 답을 얻습니다. 저는 필요할 땐 화장실에서도, 비행기 안에서도 흔듭니다." (임경희, 이벤트 기획자, 43세)

"대학원 시험을 앞두고 있었습니다. 서너 장 분량의 중국어 회화를 외워 말해야 하는 테스트였죠. 무척 긴장되더군요. 그러나 뇌파진동을 가볍게 하고 나니, 마음이 안정되고 머리가 맑아졌어요. 그리고 당당하게 시험을 치러 합격했습니다." (안지애, 대학원생, 24세)

'오리인 줄 알았더니 본래 자신은 백조더라'는 동화처럼 뇌파진동 체험기 한 편 한 편은 자신의 위대한 가치를 깨닫는 '영혼의 성장 일기'라 할 수 있었다.

"62년이란 세월을 지나오면서 경험하지 못했던 크나큰 뭉클함을 체험했습니다. '너는 너무 멋진 사람입니다!' 이젠 스스로에게 이렇게 말할 수 있게 되었어요. 술과 담배에 절어 살던 나는 이제 변했습니다." (최관옥, 서비스업, 62세)

"뇌파진동을 하다 보면, 나뿐만 아니라 상대의 아픔도 잘 느껴집니다. 구체적으로 왜 아픈지는 잘 모르지만, '아, 이 사람에게 슬픔이 있구나!' 이런 느낌요. 이렇게 공명하는 에너지가 상대방에게 자연스레 흘러가 이심전심이 되는 거죠.
저는 남편과 함께 작은 통닭집을 운영하는데 장사를 할 때도 이런 느낌을 잃지 않으려고 합니다. 손님 한 분 한 분의 건강을 생각하며 정성껏 튀겨내죠. 음식에 에너지가 담기면 장사는 절로 잘 되더라고요." (박경애, 자영업, 44세)

몸을 도구로 삼아 자신과 만난 사람들은 그들 안에 '이미 있었던 행복'을 발견했다고 고백했다.

"나이트 클럽에서 아무리 신나게 흔든다 해도 이보다 더 가슴에서 우러나오는 기쁨을 맛볼 수는 없을 거예요." (정호년, 학원 강사, 28세)

신나게 흔들었을 뿐인데 남녀노소, 국적, 인종에 상관없이 그들 안에 있는 희망, 꿈, 열정, 용기, 사랑 등이 깨어났다.
정약용 선생은 〈도산사순록〉에서 다음과 같이 말했다.

머리 아닌 마음으로 느껴야 그 깨달음이 투철하다. 깨달음의 길은 정해진 방향이 없다. 그 맛은 언어로 설명할 수가 없다. 한번 맛보고 나면 언어를 초월한다. 깨닫는 순간 모든 것이 석연해진다. 굳이 설명할 필요가 없다. 그러니 깨달아라. 하지만 그 방향과 방법은 스스로 찾아라! (〈다산어록청상〉 중에서)

뇌파진동 체험기에는 언어로 표현된 그 이상의 것이 담겨 있었다. 그것을 어떻게 설명할 수 있을까? 맛본 사람만이 알고 통한다 했으니, 우리도 그 맛을 한번 봐야 하지 않을까.

뇌파진동은 몸을 경계로 밖이 아닌 내면으로 통하는 길로 우리를 안내한다. 사람들은 그 길에서 자신에게 주어진 보물을 발견했다. 그리고 다시 세상 밖으로 나와 자신이 '원하는 것을 선택하고 이루는' 체험을 했다. 그들은 작고 큰 기적을, 성공을 쌓아가고 있다.

물론 두려움은 여전히 존재한다. 외로움 또한 여전히 존재한다. 그러나 그들은 힘들고 아프면 다시 벌떡 일어나 흔들면 되지 않겠느냐고 말한다. 내 몸에서부터 퍼져나가는 생명의 파동이 지구별을 감싸 안을 정도로, 그렇게 들썩들썩 신나게.

편집부로 체험기를 보내주신 한 분 한 분께 진심으로 감사를 드립니다. 그 귀한 내용을 다 싣지는 못했지만, 감동적인 에너지만큼은 지면의 여백에 가득 채워 넣었습니다. 앞으로 뇌파진동을 맛보게 될 예비 체험자들의 체험기 또한 두근거리는 마음으로 기다리겠습니다.

• 뇌파진동을 체험할 수 있는 곳 – 단월드 www.dahnworld.com
(전국 안내 전화 1577-1785)

• 뇌파진동 체험기 •

욱하는 성격, 이젠 부드러워졌다

오대식 (자영업, 34세)

나는 특 A급 태양인 체질로 몸에 매우 열이 많아 화를 잘 참지 못한다. 화가 나면 얼굴은 활화산이 되고, 누가 옆에 있건 상관없이 내 성미껏 쏟아냈다. 그러나 정신을 차리고 나면 급 후회! '엎질러진 물은 다시 담을 수 없다' 라는 속담은 나 같은 사람 때문에 만들어진 것일 게다.

인상도 무섭게 생겼다. 나를 처음 본 대부분의 사람들은 나를 건달 혹은 술집 사장님 정도로 오해하곤 한다. 게다가 화가 나면 상대방을 생각하지 않고 쏟아 부으니 나를 좋아할 리 없다. 굳은 인상도 펴고 화도 누그러트릴 방법으로 시작한 것이 뇌파진동이다.

처음 뇌파진동을 배울 때, 고개만 살살 흔들라니 뭐랄까 참 답답했다. "이렇게 흔들어서 어디가 좋아진다는 거요?"

뚱한 반응을 보이자, 지도하시는 분이 21일만 해보라고 권유했다. 마침 온몸에 종기가 났을 때다. 나처럼 열이 많은 사람들은 몸에 종기가 나곤 한다. 여드름 같은 것이 곪는 증상인데 얼굴이나 몸에 생기면 그 고통은 이루 말할 수 없다. 밤에는 아파서 잠을 못 자고 그 다음 날은 일을 제대로 못 할 정도니 말이다. 그러니 지푸라기라도 잡는 심정으로 '에라 한번 해보자!' 하며 뇌파진동을 시작했다.

매일 30분간 10일쯤 했을까. 특히 목에 있는 큰 종기 때문에 아주 고통스러웠다. 그런데 집중해서 뇌파진동을 하다 보니 목에 종기가 있었는지 없었는지조차 생각나지 않았다. 마치 내 육체가 없어진 느낌이었다. 진동 후에 보니 종기가 터졌는데도 전혀 아프지 않았고, 이후엔 그대로 아물었다. 허벅지에 난 종기도 마찬가지였다.

모르는 사람은 '그까짓 종기?' 할지도 모른다. 그러나 종기의 무서움을 아는 사람이라면 그렇게 말할 수 없을 것이다. 이렇게 뇌파진동을 21일 동안 하다 보니 몸 전체가 진동이 되고 머리, 가슴, 척추 마디마디, 세포 하나하나가 느껴졌다. 머리에 그렇게 열이 많았는데 머리가 시원해졌다. 마음이 편안해지고 특히 화를 잘 다스리게 되었다. 인간관계가 좋아진 것은 말할 것도 없다. 그리고 21일간 꾸준히 하다 보니 끈기도 생겼다.

이런 변화를 포함해서 나는 뇌파진동으로 그야말로 오대식표 기적을 창조했다. '뇌파진동을 하는데 거창하게 무슨 기적 창조씩이나?' 솔직히 처음에는 이런 생각을 했다. 그러나 이제는 달라졌다. '내가 할 수 없다고 생각했던 일을 해낸 것' 이야말로 기적을 창조한 게 아니고 무엇이겠는가.

지금 나는 부산 광일 초등학교 방과 후 교사를 하고 있다. 과목은 '뇌교육'. PC방 사장이 무슨 방과 후 교사냐고? 솔직히 나도 내가 이렇게 될 줄 몰랐다. 뇌교육 교사 교육을 받은 뒤, 초등학교를 방문해서 면접을 보고 당당히 합격했다.

지금은 아이들과 동료 교사들도 나를 "선생님!"이라고 부른다. 처음에는 수업을 받는 아이들이 단 둘뿐이었지만 일곱 명으로 늘었고, 앞으로도 입소문을 타고 계속 늘어날 것 같다. 이제는 무섭던 아이들의 얼굴이 사랑스럽게 느껴진다. 내가 아이들을 가르치는 것이 아니라, 아이들이 나를 가르친다는 것을 느낀다.

뇌파진동은 이렇게 오대식표 기적을 창조하게 했다. 그러니 뇌파진동을 하는 사람들이라면 누구나 열이면 열, 백이면 백 가지의 모두 다른 기적들을 창조하게 될 것이다. 각자에게 꼭 필요한 그런 기적을 말이다.

• 뇌파진동 체험기 •

내 몸 안의
가장 훌륭한 의사를 만났다

박보라(치과 의사, 29세)

치의학도로서 기초 과학을 전공한 나는 분석적인 사고에 익숙한 편이다. 환자를 볼 때도 사람의 몸에서 장기를 분리시켜 바라보고, 피부 하나를 보더라도 여러 층으로 나눠서 생각했다. 치과 전문의로 환자들을 대하면서는 점점 환자에서 입으로, 입에서 이나 잇몸으로 나의 관심도 축소되었다. 그러면서 이런 증상에는 이런 치료라는 식으로 치료 또한 공식화되어 갔다.

매일 책에서 병에 대한 정보를 접해서였을까? 뇌파진동을 하기 전, 나는 일종의 건강 염려증이 있었던 것 같다. 당시의 건강 상태를 돌이켜보면, 한 달에 한두 번 두통이 심하게 일었고, 신경 쓰이는 일이 있으면 자주 체해서 명치 부위가 답답하고 배가 더부룩했다. 매일 7~8시간씩 충분히 자는데도 피곤함이 가시질 않았다. 그래서인지 당장의 고통도 고통이지만, 나이가 들수록 더 심해질지도 모른다는 생각, 특히 책이나 대중매체에서 자주 접하는 암과 같은 병들에 대해서도 걱정하는 마음이 있었다. 그래서 음식 조절, 운동 등에 신경을 쓰면서 건강을 지키고자 노력했다.

그런 나에게 육체를 넘어선 에너지를 느끼는 뇌파진동은 인식의 전환점이 되었다. 이 장기와 저 장기의 세포가 각각 따로 분리된 것이 아니라 하나의 에너지 속에서 서로 영향을 주고받는다는 것을 몸으로 체험했기 때문이다. 특히 뇌 속의 정보가 몸과 마음에 미치는 영향을 실감하면서 환자들 또한 생각의 전환을 통해 자연치유력을 이끌어낼 수 있겠다는 믿음이 생겼다. 결국 의사의 역할은 자가치유 능력을 최대한 발휘할 수 있도록 돕는 것이라고 생각한다.

그러면서 실제로 내 몸에서도 최고의 '의사'가 깨어나고 있었다. 뇌파진동을 한 지 두세 달 후, 두통이 줄어들고, 소화가 잘 되며, 생활에 활력이 생긴 나 자신을 발견하게 되었다. 건강에 자신감이 생기면서 건강 염려증이 사라졌다. 그리고 어떤 병이 생기더라도 자가치유력을 이끌어내 극복할 수 있겠다는 믿음이 생겼다.

마치 그것을 증명해 보라는 듯, 나에게 사고가 찾아왔다. 2007년 8월 초, 한 캠프 활동에 참가했던 나는 파트너의 등에 업혀 산을 뛰어 내려오고 있었다. 파트너가 미끄러져 넘어지면서 그대로 내 몸이 1미터 정도의 높이에서 떨어졌는데, '쿵!' 하는 소리와 함께 꼬리뼈를 찧었다. 순간 너무 아파 조금도 움직일 수가 없었다. '혹시 잘못되는 건 아닐까?' 두려움이 일었다. 한참 지나서 몸을 일으킬 수는 있었지만, 꼬리뼈에 심한 통증이 계속되었다. 나는 통증이 느껴질 때마다 다른 것에 집중했다. 캠프의 나머지 프로그램에도 모두 참여했고, 사람들이 괜찮은지 물어볼 때마다 웃음으로 답하면서 나의 뇌도 함께 속였다.

한 달이 지났을 무렵, 그래도 혹시 모르니까 병원에 가보라는 주위의 권유에 정형외과에 가서 X-ray를 찍었다. 그 결과, 다섯 번째 요추와 선골 왼쪽 부분 사이가 깨어져 벌어져 있었다. 의사는 엄청난 충격이 아니면 이 정도로 심하게 깨지지 않는다고 했다. 뼈를 붙일 방법은 없고 통증이 심하면 약이나 물리치료로 완화시키는 수밖에 없다고 했다. 그 말을 듣는 순간 흔들리는 나를 느꼈다. '회복될 방법은 없는 걸까?' 그 순간, 나는 또 한 번의 선택을 했다. 마음을 다잡고 내 몸 안에 있는 최고의 의사를 믿어보기로 했다. 매일 매일 뇌파진동을 하면서 다친 곳에 기운을 보냈다. 그리고 마치 아무 일도 없었던 것처럼 생활했다. 물론 가끔은 걱정스럽기도 했지만, 그 때마다 마음을 다잡고 이미 다 나았음을 믿고 감사하는 마음을 가지려고 노력했다.

그렇게 3개월쯤 지났을 무렵, 다시 X-ray 촬영을 했다. 그 결과, 놀랍게도 골절된 흔적 없이 깨끗해진 척추를 확인할 수 있었다. '내 안의 훌륭한 의사'를 다시 한 번 확인한 셈이었다.

지금도 많은 사람들이 병으로 고통받으면서도 자신의 병에 대한 치료 권한을 전적으로 의사에게만 맡긴 채 수동적으로 대처한다. 의사로서, 또한 뇌파진동의 위력을 체험한 사람으로서 나는 진심으로 바란다. 많은 사람들이 뇌파진동을 잘 활용해서 좀더 긍정적이고 적극적인 방법으로 자신의 병에 대처하기를. 나아가 세상의 모든 사람들이 자신 안의 커다란 능력을 활용하여 병에 대한 두려움과 고통에서 해방되기를.

• 뇌파진동 체험기 •

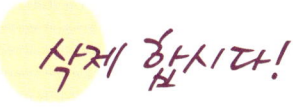

김진환(경찰관, 45세)

온갖 시시비비와 이해관계가 얽힌 사람들이 모여 갈등하는 집합소, 경찰서가 내 직장이다. 그러니까 나는 경찰관이다. 늘 소란스럽고 어수선한 환경이다 보니, 직장 분위기는 화기애애할 때보다 험악해질 때가 더 많다. 지치고 힘든 날은 내 얼굴 표정도 직장 분위기와 닮은꼴로 변한다. 굳은 인상으로 짜증 섞인 말을 툭툭 내뱉는 나를 느낄 때면 마음이 더욱 무겁다.

업무 중 가장 열 받는 순간은 사람들을 말리고 설득하는 과정에서 오해를 받을 때다. 터무니없이 경찰관을 힐난할 때면 인간적인 모욕감마저 든다. 물론 이것도 20년간 쌓인 내공으로 대수롭지 않게 여기고 넘어가기도 한다. 그럼에도 정말이지 참기 힘든 결정적인 순간이 있다. 이런 날은 일을 끝내고 쉬는 동안에도 제대로 쉬질 못한다. 사람들의 부정적인 욕설과 난폭한 행동들이 지워지지 않고 머릿속을 맴돌기 때문이다. 직업병이다.

더 이상 이렇게 지내면 병이 생길 것 같았다. 그런데 언제부터인가

고소인들을 조사하고 나면 나도 모르게 고개가 좌우로 흔들렸다. 지금 생각하니 열 받아 뻣뻣해진 목과 어깨가 살고자 몸부림치는 것이 아니었을까 싶다. 하루는 지인의 소개로 단센터에서 뇌파진동을 배웠는데, 평소 내가 해오던 동작과 비슷해 거부감 없이 쉽게 따라할 수 있었다.

한두 번 흔들 때는 몰랐는데 20분 정도 흔들고 나니 머리가 맑아지고 기분도 좋아졌다. 내 몸이 흔들리는 대로 리듬을 타니 그동안 나를 괴롭혔던 나쁜 감정들이 말끔히 사라졌다. 이 체험 이후 부정적인 감정에 빠질 때면 즉시 뇌파진동으로 털어내겠다고 결심했다. 경찰서에서 불쾌한 감정이 생기면 바로 머리를 흔들며 털어내기 시작했다. '그래 나쁜 감정은 그때 그때 지우자!'

처음에는 잘 안 됐는데 몇 번 하고 나니 요즘에는 목과 몸을 약간만 흔들어줘도 감정을 컨트롤하는 감각이 깨어난다. 뇌파도 쉽게 안정된다. 최근에는 뇌파진동을 할 때 내가 원하는 모습을 적극적으로 상상한다. 뇌파진동을 하는 동안 사람들이 보내는 욕설과 부정적인 에너지가 떨어져 나가는 모습을 이미지화하는 것이다. 이렇게 하니 더욱 쉽게 몸이 개운하고 가벼워진다.

또 사건 현장에서 불쾌한 감정을 느낄 때도 많은데 돌아오는 순찰차 안에서 즉시 뇌파진동을 한다. 그렇게 털어버린다. 방법은 손을 비벼서 머리를 쓰다듬고 앞뒤로 목을 흔들어 나쁜 감정을 '삭제'하는 것이다. 그리고 옆의 동료들이 불쾌한 상황을 곱씹으며 힘들어 할 때 크게 웃으며 이렇게 외친다.

"삭제합시다!"

• 뇌파진동 체험기 •

겐타야!
행복한 엄마를 선물할게

오하라 미와 (주부, 43세)

뇌파진동을 하기 직전까지 나는 우울증 초기 단계였다. 엄마는 내게 어렸을 때부터 입버릇처럼 말씀하셨다.

"좋은 사람과 결혼해라!"

엄마에게 좋은 사람이란 현실적인 조건이 좋은 사람이었다. 그 기대를 저버리지 않고 그야말로 조건이 좋은 사람을 만나 결혼했다. 그러나 나는 결혼 생활 내내 행복하지 않았다.

남편은 심하게 신경질적인 사람이었다. 특히 음식에 대한 집착이 강했는데, 내가 완벽하게 만드는 다섯 가지 음식 외에는 먹지 않았다. 돈가스, 닭튀김, 햄버거, 그리고 기억조차 하고 싶지 않은 나머지 두 가지 음식. 이 외에는 아예 만들지도 못하게 했다.

결혼 생활이 불행하다고 느낄수록 '엄마 때문에 결혼했다'라는 피해의식만 깊어졌다. 더 이상 이렇게 살 수 없다고 판단한 후, 나는 이혼을 선택했다. 이혼할 때는 만세라도 부르고 싶은 심정이었지만, 정작 이혼 후에도 나는 행복하지 않았다. 부모님과의 골이 깊어졌기 때문이다.

부모님은 결혼 생활의 기대를 저버린 딸을 부끄러워했다.

돌이켜 보면 부모님과의 관계는 어린 시절부터 좋지 않았다. 어렸을 때 우리 집은 부유한 편이었고 가정부가 있었다. 간식을 챙겨주고 세세하게 나를 돌봐주는 것은 가정부의 역할이었다. 방학이 되면 엄마는 늘 이십여 권이 넘는 동화책이 담긴 가방과 함께 나를 친척집에 맡겼다. 그러다 보니 부모님의 사랑이 항상 그리웠다. 엄마는 나에 대한 애정을 오직 '돈'으로만 표현하셨다.

초등학교와 중학교 때 난 소위 '왕따'를 당했다. 내 몸은 연필에 찔린 상처투성이였다. 등은 멍 자국으로 파랗게 물들었다. 이런 내 몸을 보면서도 엄마는 이렇게 말씀하셨다.

"남들 이목이 있잖니. 전학은 절대 안 된다!"

"소문나면 안 되니까 보이지 않게 잘 감춰라!"

고통받는 딸을 위해 엄마는 어떤 도움도 주지 않았다. 그리고 늘 좋은 학교를 졸업해서 좋은 남자를 만나라는 말씀만 하셨다.

아버지도 크게 다르지 않았다. 이런 부모님이었기에 딸의 이혼이 수치스러울 수밖에 없었다.

그러던 어느 날, 내가 우울증 진단을 받은 줄 아는 동생이 나와 엄마에게 뇌파진동을 권했다. 단센터에도 나가기 시작했다. 처음에는 엄마와 부딪히지 않으려고 엄마가 수련하는 시간을 피해 다녔다. 지도하는 분이 웃으며 "어머님과 함께 오시죠!"라고 권유하면 슬쩍 말꼬리를 돌렸다. 가능한 한 엄마와 마주하고 싶지 않았다.

그런데 수련하면서 서서히 뇌의 변화를 실감하게 되었다. 뇌파진동을 하고 나면 몸이 가벼워지는 것은 물론 나 자신에 대해서도 조금씩 돌아보게 되었다. 제대로 사랑받지 못했다는 결핍감, 외로움, 미움과 원망으로 끊임없이 눈물을 쏟아내기도 했다. 피해의식에 싸여 웅크리고만 있는 내가 너무 가여웠다.

그렇게 깊이 감추어둔 아픔을 토해 놓으니, 원망이 용서로 바뀌기 시작했다.

'그래, 엄마도 제대로 사랑하는 법을 몰랐던 거야.'
'그건 부모님 나름대로는 최대한의 애정 표현이었어.'
'나는 사랑받고 있었어!'

뇌파진동을 하고 명상을 하면 내면에서 이런 목소리가 들렸다. 그리고 조금씩 부모님과의 관계가 달라지기 시작했다. 무엇보다 큰 변화는 아들 겐타와의 관계였다.

"겐타는 착한 아이구나!"
"공부를 참 잘하게 생겼구나!"

나는 다른 사람들이 겐타를 두고 이렇게 평하는 것을 보람으로 여기며 살아왔다. 겐타는 초등학교 때부터 시험을 통과해야 입학할 수 있는 좋은 학교에서 공부했다. 나는 그런 아들의 일거수일투족을 관리하며 살아왔다. 내 어머니가 나에게 좋은 학교 졸업해서 좋은 남자 만나 결혼하라고 주입한 것처럼, 나 또한 겐타에게 일류 대학을 졸업하고 대기업에 들어가서 남들에게 인정받아야 한다고 주입했던 것이다.

일본에는 '아이는 부모의 등을 보고 자란다'라는 속담이 있다. 겐타는 정말 내 등을 보고 자라고 있었다. 겐타 또한 내 집착에 갇혀 자기만의 세계에서 움츠리고 있었던 것이다.

  나는 부모님에게 사랑받는 딸이 되기 위해 좋은 사람과 결혼했고, 외손자인 겐타를 낳았고, 그 아이를 출세시켜 인정받고 싶었던 것이다. 나는 엄마에게 받은 상처를 겐타에게 그대로 대물림하고 있었다. 삶 속에서 고통은 세대와 세대를 통해 이어졌다.

  나는 뇌파진동으로 이렇게 고통의 큰 고리 하나를 끊었다. 그리고 이제 내 삶의 기준은 '정말 내가 행복한가?'로 바뀌었다. 내가 행복해야 부모님도, 아들 겐타도 행복해질 수 있다는 것을 깨달았기 때문이다.

  이제 나는 예전처럼 아들의 행동에 일일이 신경 쓰며 살지 않는다. 대신 나 자신에게 집중하는 시간이 더 많아졌다. 겐타도 훨씬 더 밝고 명랑해졌으며, 좀 더 자립적으로 변했다. 무엇보다 가장 반길 만한 변화는 반에서 '인기 짱'이라는 점이다.

  나는 뇌파진동으로 '지금 현재에 집중하고 몸의 감각을 회복하라!'는 말을 체득했다. 그것이 나를 변화시킨 가장 큰 요인이었다.

• 뇌파진동 체험기 •

선생님, 이젠 무엇이든 할 수 있어요!

심지현(초등학교 교사, 26세)

대학을 다니는 4년 동안, 나는 교사가 천직이라고 생각했다. 언제든 현장에 나가기만 하면 최고의 선생님이 될 자신이 있었다. 졸업을 하고 현장에 첫발을 내딛던 날에도 나는 완벽한 교사라는 자부심으로 충만했다. 지난 4년간 열심히 공부했고, 좋은 교사로서의 조건을 다 갖추었다고 생각했기 때문이다.

그런데 현장에서 만난 아이들은 나를 절망감에 빠뜨렸다. 나는 전해 줄 것이 정말 많은데, 아이들은 내 이야기에 전혀 귀 기울이지 않았다.

'이 아이들 때문에 힘들어. 도대체 왜 이러지?'

그러다 좀 더 시간이 흐른 뒤에는 '나는 교사로서 자질이 없나봐. 다른 길을 찾아봐야겠어!' 라는 생각까지 하게 되었다. 그 즈음 선배 교사에게 뇌교육 인성직무연수를 추천받았다. 60시간의 연수로 내가 깨달은 건, '우리 아이들은 아무런 문제가 없다' 라는 사실이었다. 모든 문제는 내게 있었다. 나는 행복하지 않았고, 행복하지 않은 시선으로 아이들과 세상을 바라보고 있었다.

그 연수를 받은 후에 나는 행복해졌고, 그 행복을 나누고 싶었다. 개학 후 만난 아이들은 정말 사랑스러웠고, 남은 한 학기는 아주 행복하게 아이들과 소통할 수 있었다. 그때서야 비로소 진짜 좋은 선생님이 될 수 있을지도 모른다는 희망을 갖게 되었다.

어느 날 한 아이가 내게 이런 말을 한 적이 있다.

"선생님을 만나기 전에는 저는 아무것도 할 수 없다고 생각했어요. 그러나 지금은 무엇이든지 할 수 있다는 생각이 들어요. 선생님, 감사합니다!"

이 말을 듣고 나는 엉엉 울었다. 기쁘고 감사해서.

뇌교육을 학교 교육에 적용하기 위해서는 교사 자신이 교사로서의 자부심을 잃지 말아야 한다고 생각한다. 그래서 나는 뇌교육 연수 과정에서 알게 된 뇌파진동을 통해 스스로를 관리한다.

뇌파진동을 처음 접했을 때, '단순히 고개를 흔드는 게 뭐 그리 대단할까?' 하고 생각했다. 그런데 뇌파진동을 체험한 다음날 아침, 나는 알람 없이 스스로 눈을 떴다.

최근에는 전날의 피로가 풀리지 않아 아침에 일어나기가 힘들었다. 21일간 뇌파진동을 하면서 처음에는 머리와 목에만 집중했는데 어느 날부턴가 동작이 온몸으로 퍼지면서 점점 커졌다. 전신이 심하게 흔들리는가 하면, 나도 모르게 몸을 두드리고 있었다. 어떤 날에는 박수를 치기도 했다.

이렇게 뇌파진동으로 식욕 부진과 폭식을 반복하던 식습관이 바로잡혔고, 몸무게도 4킬로그램 줄었으며, 집중력도 높아졌다. 평소에는 오후 서너 시쯤 되면 머리가 무겁고 졸음이 몰려왔는데, 오후 시간에도 계속 일에 집중할 수 있게 되었다.

또 퇴근 후에도 자기계발 시간을 갖는 등 좀 더 활기차게 생활한다. 지금까지 다양한 뇌교육 방법을 체험했지만, 가장 쉽고 가장 빠른 변화를 일으키는 것은 뇌파진동만 한 것이 없는 것 같다.

나는 좋은 게 있으면 가장 먼저 우리 아이들이 생각난다. 새 학기가 되면 당장 우리 아이들과 교실에서 뇌파진동을 할 생각이다. 매일 아침 자습시간이나 수업시간의 5분 정도를 활용해서 뇌파진동을 한다면 아이들에게 어떤 일이 일어날까? 우리 아이들은 더 활기차고 행복해질 것이다. 집중력이 높아질 테니 성적도 오를 것이다. 아이들끼리의 관계도 원만해져서 학급 분위기도 밝아질 것이다. 상상만 해도 기분이 좋다.

• 뇌파진동 체험기 •

야간다뇨증을 하루 만에 해결하다

성덕 스님 (38세)

나는 할아버지께 물려받은 작은 절에서 화두 수행에 정진하고 있다. 화두란 깨달음을 얻기 위한 불교의 수행법인데, 한번 화두를 들게 되면 보통 오랜 시간동안 꼼짝도 하지 않고 앉아 수행을 하게 된다. 그런데 6년 전부터 내게는 야간다뇨증이 생겼다. 야간다뇨증은 신부전이 원인이 되어 주간보다 야간에 오줌을 많이 배설하는 증세다. 나는 매일 밤마다 자다가 일어나 적으면 4번에서 많으면 7번까지 화장실에 가곤 했다.

밤에 숙면을 취하지 못하니 낮에는 항상 피곤했다. 대부분의 참선 수행자들이 그렇듯이 나는 항상 약을 달고 살았다. 오랜 기간 동안 야간다뇨증으로 고통받던 중 참선수행을 하기 어려울 정도로 허리에 통증이 심했다. 가끔씩 온몸에 쥐가 나듯이 찌릿찌릿하기도 했고 서늘한 냉기가 느껴졌다. 병원에 가서 검사를 했더니 신장에 6센티미터, 5센티미터, 1센티미터짜리 다발성 물혹 6개가 있다고 했다. 6센티미터짜리는 제거해야 한다고 해서 한 달 전에 수술을 했다.

수술 후, 신도 한 분이 단월드 수련을 권유하기에 회원으로 수련을 시작했다. 수련 첫날 원장님께 단전치기와 장운동을 배운 후 20여 분간 뇌파진동을 했다. 뇌파진동을 하는 동안 '이게 뭐하는 건가?' 싶기도 하고 무속인들이 떠오르기도 해서 두려웠다. 그러나 원장님이 사람의 인체는 60조 개의 세포로 이루어졌고, 인체도 우주만물처럼 진동하니까 두려워하지 말고 몸에 더 집중하라기에 열심히 진동을 했다.

첫날 수련 후, 절로 돌아오는 동안 온몸이 노곤했다. 그런데 그날은 잠을 잤는데 다음날 아침까지 한 번도 깨지 않고 푹 잤다. 6년 동안 밤마다 나를 괴롭혔던 야간다뇨증이 하룻밤 사이에 거짓말처럼 해소되었다. 기분이 날아갈 듯이 상쾌했다. 그저 신기할 따름이었다.

그렇게 상쾌한 아침을 맞은 건 정말 오랜만의 일이었다. 다음날 수련에서는 누워서 호흡을 하는데 뜨거운 기운이 어깨와 허리 쪽으로 맴돌더니 손과 발로 쑤욱 빠져 나갔다. 호흡이 편안하다는 것을 처음 느꼈다. 이틀째 되던 날, 이 수련을 계속하면 신장의 물혹도 없앨 수 있겠다는 생각이 들자 수술한 것이 후회되었다.

뇌파진동으로 몸만 좋아진 것이 아니다. 오랫동안 풀지 못했던 화두도 풀었다. 뇌의 어느 부분이 열리면서 무엇인가와 관통되는 체험을 하면서 환희심이 일어났다. 마음은 어린아이처럼 기뻤다. 요즘은 이 깨달음과 기쁨을 사람들에게 어떻게 전할까 고민하고 있다.

시간이 나는 대로 단전치기와 뇌파진동을 했고 절에 오는 신도들을 단센터로 안내하기도 했다. 단센터에서 한 달쯤 수련한 후 병원에서 검사를 받았는데, 담당 의사가 무척 놀라워했다. 1센티미터짜리 물혹 하나만 남겨놓고 다 없어졌다는 것이다. 담당 의사의 말을 듣고 '나는 이제 살았구나!' 생각했다.

이제는 단센터 수련에 재미가 붙었다. 한번은 새벽에 뇌파진동을 하는데, 온몸이 전기에 감전된 듯 짜릿한 전류가 흐르면서 기춤(氣舞)인 단무가 터져 나왔다. 황홀했고 절로 미소가 지어졌다.

그리고 10여 년간 쓰던 안경을 벗었다. 안경을 벗으면 앞이 안 보일 정도로 시력이 나빠서 한 번도 벗어본 적이 없는데, 이제는 안경을 벗고도 생활할 수 있다. 뿐만 아니라 평소에 아랫배가 더부룩하고 딱딱하게 굳어서 늘 불편했는데, 10년 묵은 체증이 쑥 내려간 것 같다. 장이 굳어서 상체를 앞으로 숙이는 동작은 따라하기 어려웠는데 이제는 문제없다.

뇌파진동은 나에게 건강과 새 생명을 주었다. 또 수십 년 동안 풀지 못했던 화두도 풀었다. 지난날 병든 몸으로 화두에 매달려 힘들게 찾아 헤맸던 '나'를 이제는 찾았다. 석가모니 부처님께서 설법하신 "네 몸에서 구하라. 몸 밖에서 구하면 수천 년을 구해도 못 구한다."라는 진리를 깨달았다.

나의 이 체험담이 나처럼 힘들게 깨달음을 찾는 수행자들에게 작은 보시가 되기를 기원한다.

• 뇌파진동 체험기 •

자유롭게 뛸 수 있게 되었어요!

손정애 (주부, 51세)

나는 잘 걷지 못한다. 오른쪽 다리에 힘을 주기가 어렵다. 목 디스크로 오른쪽 팔 또한 쉽게 들어올리기 힘들다. 몸이 이렇게 된 가장 큰 원인은 스트레스다. 젊어서부터 남편과 가게를 운영하면서 쌓인 가슴의 응어리로 신경이 극도로 예민해졌다. 목에 통증이 끊이지 않더니, 어느 날 목 디스크와 오십견이라는 진단을 받았다. 수술 후, 통증은 많이 가라앉았으나 온몸이 저려오는 증세는 끊이지 않았다.

그러던 중 지인의 소개로 뇌파진동을 하게 되었다. 몸의 통증도 많이 완화되고, 오십견도 훨씬 좋아졌다. 계속 꾸준히 했으면 좋았을 텐데, 사정이 생겨 중간에 그만두게 되었다. 어느 날, 오른쪽 다리에 힘이 제대로 주어지지 않았다. 더 이상 뛸 수 없었다. 절망감을 안고 지푸라기라도 잡자는 마음으로 다시 뇌파진동을 시작했다. 지도하시는 분의 멘트에 따라 리듬을 타고 몸을 움직였다. 그런데 온몸에 힘이 솟는 게 느껴지는 순간, 내가 뛰고 있었다! 몇 년간 뛰지 못했던 내가 말이다.

진동 후, 근육이 편안하게 이완되면서 깊은 평온을 느꼈다. 이어서 단무를 추었다. 손의 느낌에 집중했다. 천천히 움직이는데 팔이 심하게 흔들렸다. 팔을 크게 돌리고 있는 내가 느껴졌다. 스스로도 놀라웠다. 아랫배에 힘이 쭉 들어가면서 팔이 저절로 휙휙 움직였다. 어깨가 새털처럼 가벼워지고 개운해졌다. 그렇게 편안할 수가 없었다.

요즘은 몸을 새롭게 느낀다. 그동안 내 속에 얼마나 많은 것들이 쌓였는지 돌아보게 된다. 다리 뒤쪽이 아팠다 풀렸다 하는데, 뭔가 굳었던 것이 계속 풀리고 있는 것 같다. 아직까지는 일상생활을 할 때 자유롭게 뛰거나 팔을 움직일 정도는 아니지만, 몸이 점점 가벼워지는 것을 확실히 느낀다.

그리고 가장 큰 변화는 생활의 변화다. 예전에는 신경이 예민해서 그냥 넘기지 못했던 일들도 차분히 지켜볼 수 있는 여유가 생겼다. 항상 좋은 생각을 하는 연습을 하니 하루가 너무 가뿐하다.

• 뇌파진동 체험기 •

허약 체질에서 건강한 체질로 바뀌었어요

박철균(회사원, 45세)

나는 키가 180센티미터다. 그런데 이 키에 몸무게는 60킬로그램을 넘겨본 적이 없다. 60킬로그램의 벽을 넘어보는 것이 내 평생의 소원이었다. 예민한 데다 쉽게 화를 내는 성격 때문에 스트레스를 많이 받았다. 직선적이고 잘 참지 못하는 성격이다 보니, 대인관계도 원만하지 못했다.

그러던 중 뇌파진동을 체험하게 되었다. 2007년 3월에 시작했는데 진동 중에 찌릿찌릿한 복부의 느낌이 뇌와 연결되는 강렬한 체험을 했다. 그 순간 아프고 쓰라리고 불편하던 위장이 가벼워졌다. 이후로 놀라울 정도로 위장이 튼튼해졌다.

입이 짧아 많이 먹지 못했는데, 이렇게 먹어도 되나 싶을 만큼 식욕이 왕성해졌다. 먹고 나면 속이 부대껴서 아침식사를 한 번도 제대로 한 적이 없었는데 이젠 거뜬하다. 가끔은 늦은 저녁을 먹고 잠자리에 들어도 위에 전혀 부담이 되질 않았다.

그러면서 차츰 살이 오르더니 내 인생에서 불가능하리라 생각했던 숫자, 60킬로그램의 벽을 넘어섰고, 현재는 73킬로그램으로 체중이 늘었다. 평생 허약 체질이었던 내가 건강하고 활동적으로 변한 것이다. 게다가 더욱 놀라운 점은 어둡고 매사에 부정적이던 성격이 원만하고 밝게 변했다는 것. 지금은 몸도 마음도 건강하고 행복하다고 자부한다. 주위 사람들이 친근하고 사랑스럽게 느껴진다.

나는 이제 건강한 뇌파를 만드는 것이 바로 건강한 몸과 마음을 만드는 것임을 안다. 이 체험을 행복하고 건강해지고 싶은 많은 사람들에게 적극적으로 알리고 싶다.

• 뇌파진동 체험기 •

최고의 휴식처, 먼 곳에서 찾지 마세요

박희제(동아일보 사회부 차장, 47세)

서부 히말라야의 작은 고장 '라다크' 사람들은 분초에 얽매이지 않고 약속 시간을 느긋하게 정한다고 한다. 예를 들면, "내일 한낮에 만나러 올게!" 혹은 "저녁 전에" 이렇게 말이다. 숫자의 시간보다 '어두워진 다음 잘 때까지' '해가 산꼭대기에' '해뜨기 전 새들이 노래하는 아침시간' 이 그들에겐 더 익숙한 것이다.

도심 한복판에서 짧은 순간이나마 라다크 사람들과 같은 여유로움과 행복감을 느낄 수는 없는 걸까? 20년 가까이 기자 생활을 하는 입장에서 일상 탈출은 그리 쉬운 일이 아니다. 그러나 난 뇌파진동에서 그 가능성을 찾는다.

나는 1994년 초 우연히 찾았던 단센터에서 단무를 추면서 나만의 건강 관리법을 터득했다. 당시에도 단무를 추기 전에 진동수련을 했다. 20~30분가량 기 에너지와 놀다보면 내 몸의 '약한 고리'가 집중 강타당한다. 나의 아킬레스건은 발목이 아닌 목 부위였다.

장기간 스트레스를 달고 살아가는 동료나 선후배 기자들을 보면 대개 뒷목이 뻣뻣하다. 일종의 직업병일 텐데, 나의 경우 증세가 좀 심한 편이다. 기자 초년 시절부터 내 목에 이상 현상이 나타나기 시작했다. 경찰서를 드나들며 크고 작은 사건을 접해야 했기 때문에 하루에 담배를 한 갑 이상 피웠다. 또 일주일에 사나흘은 몸이 떡이 되도록 술을 마셔야 했다. 그 또한 업무의 연장이었기 때문이다.

어느 날 아침에 일어나 보니 목 전체가 깁스한 상태처럼 뻣뻣해지고, 승용차 백미러를 제대로 보지 못할 정도로 좌우로 돌아가지 않았다. 동시에 탈모 현상도 일어났다. 이럴 때 머리를 좌우로 흔드는 뇌파진동을 자주 했다.

뇌파진동은 언제 어디서든 손쉽게 할 수 있는 동작이어서 선호했다. 감기가 들려고 할 때나 해외여행을 하면서 피곤하면 우선 방이나 욕탕에서 정좌한 채 목 운동에 돌입했다. 두 손바닥에 흐르는 기감에 집중하면 밀고 당기는 손 운동이 서서히 시작된다. 두 손이 일정 간격을 유지하면서 머리 주변을 쓰다듬고, 이어 목이 좌우로 움직인다. 느린 속도로 시동을 건 목은 앞뒤, 좌우, 타원, 원형, 무한대 등 여러 모습을 그리며 입에서 침이 튈 정도로 빠르게 진동한다.

15분가량 경과하면 얼굴과 가슴에서 땀방울이 송골송골 맺히고, 5분쯤 더 지나면 몸 상태가 나쁠수록 땀의 양이 증가한다. 뻣뻣한 목 때문에 그토록 버거웠던 고개가 종잇장보다 더 가벼워지고 몸은 깃털처럼 가뿐해진다. 혹 감기 기운이 있었다면 뇌파진동 한 번으로 목이 확 트이고 머리가 맑아진다. 그래서 나와 친하게 지내는 이들에게 꼭 이 말을 한다.

"감기를 약으로 다스리면 다음엔 점점 더 세고 강한 약 기운이 필요할 것이다. 그러니 약 먹지 말고 기 에너지를 느끼면서 뇌파진동을 해보시라."

2001년에는 무용을 하는 고등학생 딸과 함께 다시 단센터에 등록했다. 이때부터 본격적으로 내 몸에 더 깊이 관심을 갖기 시작했다. 그냥 좋은 컨디션을 유지하는 데 그치는 것이 아니라 몸을 통해 내면을 바라보게 되었던 것. 수련 중 몸이 불쌍해서 눈물도 흘려보았고, 뇌파진동을 통해 암호와 같은 숫자를 그리며 죄의식의 근원에 다가가보기도 했다. 아직도 그 여운을 느낄 수 있다.

뇌파진동을 하고 나면 지친 육신을 달래는 약효가 오래 지속된다는 느낌을 받는다. 주변 사람들에게 "사우나 하고 나면 2시간, 헬스장에서 운동하고 나면 6시간, 뇌파진동을 하고 나면 24시간은 몸이 거뜬해지는 것 같다"고 비유해주곤 한다.

아직까지 수련 초보자라 할 수 있지만, 그럼에도 이렇게 체험기를 쓰는 이유는 자신의 몸을 제대로 돌보지 못하는 사람들에게 내 경험을 나누는 것이 의미 있지 않을까 해서다.

심신이 피로해서 편안한 휴식처를 찾는다면, 지금 당장 뇌파진동을 생활화해보는 건 어떨까.

• 뇌파진동 체험기 •

최고의 뇌파 조절기는 바로 몸이죠!

심준영(교수, 44세)

'뇌파를 어떻게 진동시킨다는 거지?'

처음 '뇌파진동'이란 단어를 듣고 이런 의문이 먼저 들었다. 운동이나 명상 등의 신체적, 인지적 활동과 뇌 활동 간의 관계를 연구하기 위해 뇌파(EEG)를 측정하고 분석하는 일은 내 주된 연구 분야다. '뇌파'란 뇌의 전기적인 활동을 머리 표면에 부착한 전극으로 측정한 전기 신호다. 수년간 뇌파를 연구해온 나로서는 뇌파가 매우 친숙한 단어였지만, 뇌파진동은 왠지 어색하게 느껴졌다. 게다가 그 방법이란 것이 머리를 좌우로 흔들기만 하면 되는 단순한 동작이 아닌가.

뇌파진동을 처음 접한 것은 2007년 10월 말경으로, 당시 직장에서 이동이 있었다. 새로운 업무 환경에 적응하느라 바쁘고 정신이 없었던지라 건강관리를 놓치고 있었다. 전공이 스포츠 관련 학문 분야라 어떻게 건강을 지켜야 하는지는 누구보다 잘 알고 있었으며, 대학 강의 또한 운동과 건강 관련 분야였다. 예전에는 시간이 날 때면 조깅을 했고, 주 2회 정도 웨이트 트레이닝을 하면서 건강관리에 신경을 써왔다.

그러나 한동안 몸을 돌보지 않았더니 건강 상태가 나빠졌다. '우선 이거라도 한번 해보자' 하는 마음으로 21일간 아침저녁으로 10분씩 뇌파진동을 시작했다. 너무나 간단해서 얼마나 효과가 있을지 의심스럽기도 했지만, '진동'이나 '파동'의 원리, 그리고 '뇌파'에 대해 잘 아는 나로서는 매우 획기적인 수련법이 될 수 있겠다는 기대도 있었다.

처음에는 의식적으로 진동을 유도했으나, 며칠 지나지 않아 뇌파진동을 해야겠다는 생각만 하면 저절로 내 몸의 굳은 부위에서 진동이 일어났다. 꾸준히 하다 보니 우선 두통이 사라졌다. 그리고 늘 긴장하고 있던 마음이 여유로워졌다. 머리를 좌우로 '도리도리' 흔들면 모든 생각들이 멈추고 편안해지며, 더욱더 집중하면 온몸에 진동이 전달되면서 기분이 좋아졌다. 이러한 기분 좋은 상태와 진동은 뇌에 새로운 에너지를 충전해주어 활기차고 긍정적인 정서 상태를 만들어주었다.

또 논문 작성과 강의 준비를 위해 책을 보거나, 컴퓨터 모니터 앞에서 보내는 시간이 많은지라 안구 건조와 두통, 어깨 통증이 늘 함께했다. 그런데 이젠 그런 증상들이 완전히 개선되었다. 이런 효과를 체험하고 난 뒤로는 뇌파진동 예찬론자가 되어 어디에 가서든 '뇌파진동!'을 알리고 있다.

요즘에도 오랫동안 집중하거나 피곤할 때 틈만 나면 '도리도리' 하면서 뇌파진동 수련을 한다. 뇌파진동의 동작은 단순하지만, 내 몸에 집중하면 할수록 몸의 감각이 깊고 예민해지는 걸 체험한다. 뇌파진동을 멈춘 상태에서는 온몸의 근육들이 미세하게 진동함을 느끼고, 심장이 뛸 때마다 느껴지는 맥박의 파동에서는 온몸의 혈관을 확장시키는 생명 현상을 경험한다.

이제 뇌파진동이 생활화되면서 내 몸을 도구 삼아 내 몸에 집중하고 노는 것이 얼마나 즐거운지 알게 되었다. 뇌에 에너지가 충만하니 포용하는 마음과 자신감이 생기고 사람을 만나는 일도 즐겁다. 건강에서부터 인간관계 그리고 의식까지도 확장되어 새로 태어난 기분으로 감사하게 생활한다.

요즘은 뇌기능 향상을 위해 뇌파 장비로 뇌파를 조절하는 방법들을 많이 활용한다. 그러나 자신의 몸을 이용해서 뇌파를 조절하는 뇌파진동법이야말로 단시간에 할 수 있는, 심신의 건강을 위한 최적의 수련법이라고 생각한다.

최근에 뇌파 연구에 대한 새로운 주제가 생겨 연구 활동에 새로운 의욕을 느낀다. 뇌파진동의 작동 원리나 효과를 규명하기 위해 이미 연구에 착수했으며, 이에 따른 검증과 과학적 근거를 통해 뇌파진동법이 대중적 국민 건강법으로 활용될 수 있기를 기대한다.

부록2

브레인 컨디션 테스트 I
HSP 지수

두뇌 컨디션을 측정하는 HSP 지수

세계보건기구(WHO)에서는 건강을 '질병이 없거나 허약하지 않은 것뿐 아니라 신체적, 정신적, 사회적으로 완전히 안녕한 상태'라고 정의한다. 몸과 마음, 그리고 사회적 관계가 모두 조화를 이뤄야 건강하다고 할 수 있다. 그런데 이 정의를 더 핵심적으로 요약하면 '건강이란 뇌가 안녕한 상태'라고 할 수 있을 것이다. 모든 것이 뇌에서 비롯되니 말이다. 누구나 '안녕한 상태'를 원한다. 그렇다면 현재 자신의 뇌가 얼마나 안녕한지부터 측정해볼 필요가 있다.

HSP 지수는 뇌의 컨디션을 진단하는 척도이다. 27개 항목의 설문을 통해 현재의 상태를 건강(Health), 행복(Smile), 평화(Peace) 세 가지 측면에서 측정하여 각각을 지수화한다. 건강지수, 행복지수, 평화지수가 나오면 이 세 개의 지수를 연결하여 삼각형을 그려 봄으로써 자신이 어떤 상태인지 알 수 있도록 했다. 이어서 HSP 지수의 유형을 살펴보고, 그에 따라 각각의 지수를 높이는 방법을 제시한다.

• 관련 논문 : 이승헌, 유성모(2007), 탐색적 방법을 통한 건강, 행복, 평화 척도(HSP-Q)의 개발, Journal of the Korean Data Analysis Society, Vol.9, No.5 pp. 2161-2171

브레인 컨디션 테스트 I – HSP 지수

브레인 컨디션 테스트 I (BCT I)은 건강, 행복, 평화를 측정하는 뇌 가치 중심적인 척도로서 국제뇌교육협회에서 개발했다. 뇌 운영 시스템을 진단하는 척도인 BCT II도 현재 개발 중이다.

H-1 평소에 호흡이 편안합니까?
1. 매우 불편하다   2. 불편한 편이다   3. 잘 모르겠다
4. 편안한 편이다   5. 매우 편안하다

H-2 평소에 걸을 때 발가락과 발목에 힘이 있습니까?
1. 매우 힘이 없다   2. 힘이 없는 편이다   3. 잘 모르겠다
4. 힘이 있는 편이다   5. 매우 힘이 있다

H-3 평소에 몸이 가볍다고 느낍니까?
1. 몸이 매우 무겁다   2. 몸이 무겁다   3. 잘 모르겠다
4. 몸이 가볍다   5. 몸이 매우 가볍다

H-4 평소에 목이 부드럽다고 느낍니까?
1. 항상 뻣뻣하다   2. 가끔 뻣뻣하다   3. 잘 모르겠다
4. 부드럽다   5. 항상 부드럽다

H-5 평소에 손목과 발목이 부드럽다고 느낍니까?
1. 항상 뻣뻣하다   2. 가끔 뻣뻣하다   3. 잘 모르겠다
4. 부드럽다   5. 항상 부드럽다

H-6 하루 종일 걸어 다녀도 피곤하지 않습니까?

1. 매우 피곤하다   2. 피곤하다   3. 잘 모르겠다
4. 가뿐하다   5. 매우 가뿐하다

H-7 평소에 팔다리의 힘이 충분하다고 느낍니까?

1. 힘이 전혀 없다   2. 힘이 없다   3. 잘 모르겠다
4. 힘이 있다   5. 힘이 매우 충분하다

H-8 평소에 머리가 맑고 가볍습니까?

1. 매우 무겁다   2. 무거운 편이다   3. 잘 모르겠다
4. 맑고 가벼운 편이다   5. 매우 맑고 가볍다

H-9 평소에 입 안에 침이 많이 나옵니까?

1. 전혀 나오지 않는다   2. 잘 나오지 않는 편이다   3. 잘 모르겠다
4. 잘 나오는 편이다   5. 매우 잘 나온다

H-10 개인적인 취미를 즐기는 시간을 잘 활용하고 있습니까?

1. 전혀 그렇지 않다   2. 그렇지 않다   3. 잘 모르겠다
4. 그렇다   5. 매우 그렇다

H-11 평소에 피곤하지 않을 정도로 충분한 수면을 취하고 있습니까?

1. 전혀 그렇지 않다   2. 그렇지 않다   3. 잘 모르겠다
4. 그렇다   5. 매우 그렇다

H-12 건강을 위하여 규칙적인 운동을 하고 있습니까?

1. 전혀 그렇지 않다 2. 그렇지 않다 3. 잘 모르겠다
4. 그렇다 5. 매우 그렇다

H-13 잠을 깊이 잘 잡니까?

1. 전혀 그렇지 않다 2. 그렇지 않다 3. 잘 모르겠다
4. 그렇다 5. 매우 그렇다

H-14 걸을 때 아랫배에 힘을 느낍니까?

1. 전혀 그렇지 않다 2. 그렇지 않다 3. 잘 모르겠다
4. 그렇다 5. 매우 그렇다

S-1 항상 기분이 좋습니까?

1. 전혀 그렇지 않다 2. 그렇지 않다 3. 잘 모르겠다
4. 그렇다 5. 매우 그렇다

S-2 자신을 행복한 사람이라고 느낍니까?

1. 전혀 행복하지 않다 2. 대체로 행복하지 않다 3. 잘 모르겠다
4. 대체로 행복하다 5. 늘 행복하다

S-3 주변 사람들과의 관계가 좋습니까?

1. 전혀 좋지 않다 2. 대체로 좋지 않다 3. 잘 모르겠다
4. 대체로 좋다 5. 매우 좋다

S-4 자신을 낙천적인 사람이라고 생각합니까?

1. 전혀 그렇지 않다   2. 그렇지 않다   3. 잘 모르겠다
4. 그렇다   5. 매우 그렇다

S-5 슬프거나 괴로워도 좌절하지 않고, 긍정적이고 적극적으로 살아갑니까?

1. 전혀 그렇지 않다   2. 그렇지 않다   3. 잘 모르겠다
4. 그렇다   5. 매우 그렇다

S-6 자신의 개인적, 가정적, 사회적 조건에 만족합니까?

1. 전혀 만족하지 못한다   2. 만족하지 못한다
3. 만족스럽지도 불만족스럽지도 않다   4. 만족한다
5. 매우 만족한다

S-7 현재 자신의 삶에 감사함을 느낍니까?

1. 전혀 감사하지 않다   2. 감사하지 않다   3. 잘 모르겠다
4. 감사하다   5. 매우 감사하다

S-8 자신이 자랑스럽습니까?

1. 전혀 자랑스럽지 않다   2. 자랑스럽지 않다   3. 잘 모르겠다
4. 자랑스럽다   5. 매우 자랑스럽다

P-1 자신에게 손해가 될지라도 양심을 지키면서 살고 있습니까?

1. 전혀 그렇지 않다
2. 그렇지 않다
3. 잘 모르겠다
4. 그렇다
5. 매우 그렇다

P-2 직업이 곧 그 사람의 능력이나 인격을 반영하지는 않는다고 생각합니까?

1. 크게 반영한다고 생각한다
2. 대체로 반영한다고 생각한다
3. 잘 모르겠다
4. 반영하지 않는다고 생각한다
5. 전혀 반영하지 않는다고 생각한다

P-3 정직하지 않은 방법으로 이익을 추구해서는 안 된다고 생각합니까?

1. 이익을 위해 정직하지 않은 방법을 써도 괜찮다
2. 때로는 이익을 위해 어쩔 수 없이 정직하지 않은 방법을 쓸 수도 있다
3. 잘 모르겠다
4. 정직하지 않은 방법으로 이익을 추구해서는 안 된다
5. 정직하지 않은 방법으로 이익을 추구하는 일은 절대 안 된다

P-4 세상을 유익하게 하는 일에 자신의 사회적, 경제적 능력을 쓰고 있다고 생각합니까?

1. 전혀 그렇지 않다
2. 그렇지 않다
3. 잘 모르겠다
4. 그렇다
5. 매우 그렇다

P-5 개인적인 이익보다 공적인 이익이 우선한다고 생각합니까?

1. 전혀 그렇지 않다
2. 그렇지 않다
3. 잘 모르겠다
4. 그렇다
5. 매우 그렇다

HSP 지수 측정 결과

건강지수(H 14개 항목)

H1~H14번까지 각 문항별 점수를 합한다. 총 70점

(답항의 1번은 1점, 2번은 2점, 3번은 3점, 4번은 4점, 5번은 5점)

자신의 건강지수 (점)

행복지수(S 8개 항목)

S1~S8번까지 각 문항별 점수를 합한다. 총 40점

(답항의 1번은 1점, 2번은 2점, 3번은 3점, 4번은 4점, 5번은 5점)

자신의 행복지수 (점)

평화지수(P 5개 항목)

P1~P5번까지 각 문항별 점수를 합한다. 총 25점

(답항의 1번은 1점, 2번은 2점, 3번은 3점, 4번은 4점, 5번은 5점)

자신의 평화지수 (점)

HSP 지수 유형과 의미

HSP지수

HSP지수는 삼각형으로 시각화하여 표현된다. 원 안에 있는 건강, 행복, 평화 세 개의 축에 각각 자신의 지수를 표시한 다음 세 개의 지수를 선으로 연결하면 삼각형이 그려진다. 삼각형이 크고 정삼각형에 가까울수록 건강하고 행복하고 평화로운 삶을 균형 있게 누리고 있음을 뜻한다.

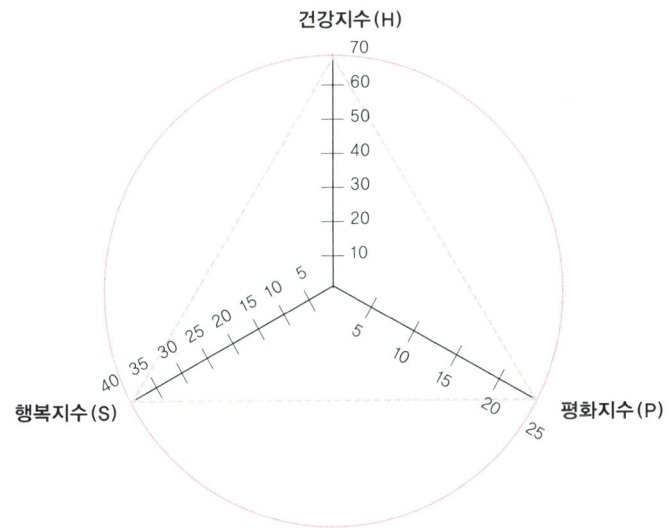

HSP 지수 유형과 의미

HSP 지수를 쉽게 구하기 위해 앞에서는 그냥 합산한 점수를 사용했지만, 여기서는 지수를 10가지 유형으로 나누고 각 유형별 의미를 설명하기 위해 공통 지수를 산정한다.

▶ 지수 산정법

건강지수 = 자신의 건강지수 ÷ 14 (지수범위 1.0~5.0)
행복지수 = 자신의 행복지수 ÷ 8 (지수범위 1.0~5.0)
평화지수 = 자신의 평화지수 ÷ 5 (지수범위 1.0~5.0)

▶ 지수 기준

지수가 높다 : 지수가 3.5를 초과할 경우
지수가 낮다 : 지수가 2.5 미만일 경우
지수가 보통이다 : 지수가 2.5 이상 3.5 이하일 경우

▶ 지수 유형별 의미

유형 1 : 건강지수, 행복지수, 평화지수 모두 보통인 유형

건강지수, 행복지수, 평화지수 모두 보통(지수 범위 2.5~3.5)인 유형으로 우리나라 성인의 22.6%(95% 신뢰수준에서 표본오차 ±2.08%) 정도가 이 유형에 속한다. 성인 남성의 24.2%, 성인 여성의 20.9% 정도가 이 유형에 속하며, 우리나라 성인 남녀 모두에서 가장 일반적으로 발견되는 유형이다. 건강지수, 행복지수, 평화지수를 전반적으로 더 높일 필요가 있다.

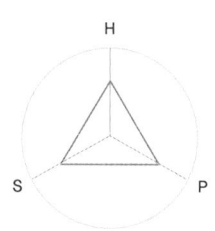

유형 2 : 건강지수는 낮고 행복지수와 평화지수는 보통인 유형

건강지수는 낮지만(지수 범위 2.5 미만) 행복지수와 평화지수는 보통(지수 범위 2.5~3.5)인 유형으로 우리나라 성인의 10.5%(남성 8.2%, 여성 13.1%)가 이 유형에 속한다. 우리나라 성인 여성에서 두 번째로 많이 발견되는 유형이다. 상대적으로 건강지수가 낮기 때문에 먼저 건강지수를 올리고, 단계적으로 건강지수, 행복지수, 평화지수를 더 높일 필요가 있다.

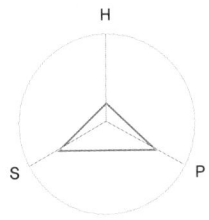

유형 3 : 건강지수, 행복지수, 평화지수 모두 높은 유형

건강지수, 행복지수, 평화지수가 모두 높은(지수 범위 3.5 초과) 가장 이상적인 유형으로 우리나라 성인의 10%(남성의 11.2%, 여성의 8.6%)가 이 유형에 속한다. 우리나라 성인 남성에서 두 번째로 많이 발견되는 유형이다. 삶의 만족도가 높은 유형이기 때문에 다른 사람들을 적극적으로 도움으로써 지수를 지속적으로 유지하면서 성장할 수 있다.

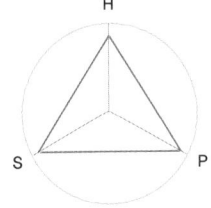

유형 4 : 행복지수는 높고 건강지수와 평화지수는 보통인 유형

행복지수는 높지만(지수 범위 3.5 초과) 건강지수와 평화지수는 보통(지수 범위 2.5~3.5)인 유형으로 우리나라 성인의 8.7%(남성의 9.6%, 여성의 7.6%)가 이 유형에 속한다. 건강지수와 평화지수를 더 높일 필요가 있다.

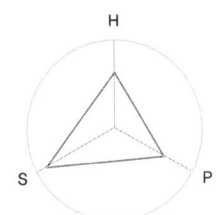

유형 5 : 건강지수는 보통이고 행복지수와 평화지수는 높은 유형

건강지수는 보통(지수 범위 2.5~3.5)이지만 행복지수와 평화지수는 높은(지수 범위 3.5 초과) 유형으로 우리나라 성인의 8.0%(남성의 8.5%, 여성의 7.4%)가 이 유형에 속한다. 건강지수를 높이는 데 관심을 더 기울일 필요가 있다.

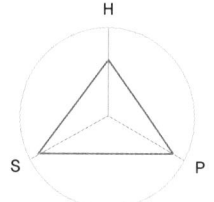

유형 6 : 평화지수는 높고 건강지수와 행복지수는 보통인 유형

평화지수는 높지만(지수 범위 3.5 초과) 건강지수와 행복지수는 보통(지수 범위 2.5~3.5)인 유형으로 우리나라 성인의 6.3%가 이 유형에 속한다. 건강지수와 행복지수를 더 높여야 한다.

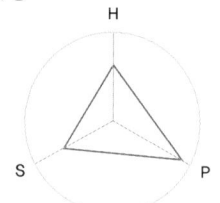

유형 7 : 건강지수와 행복지수는 낮고 평화지수는 보통인 유형

건강지수와 행복지수는 낮고(지수 범위 2.5 미만) 평화지수는 보통(지수 범위 2.5~3.5)인 유형으로 우리나라 성인의 4.7%가 이 유형에 속한다. 건강지수와 행복지수를 단계적으로 높인 후 전체 지수를 전반적으로 더 높일 필요가 있다.

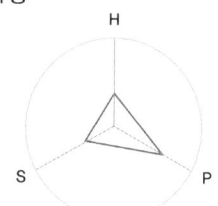

유형 8 : 건강지수, 행복지수, 평화지수 모두 낮은 유형

건강지수, 행복지수, 평화지수가 모두 낮은(지수 범위 2.5 미만) 심각한 상태의 유형이다. 우리나라 성인의 4.3%가 이 유형에 속한다. 전체 지수를 높여갈 수 있는 단계적인 노력이 절실하다.

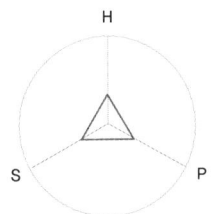

유형 9 : 건강지수는 낮고 행복지수는 보통이며 평화지수는 높은 유형

건강지수는 낮고(지수 범위 2.5 미만) 행복지수는 보통(지수 범위 2.5~3.5)이며 평화지수는 높은(지수 범위 3.5 초과) 유형으로 우리나라 성인의 3.9% 정도가 이 유형에 속한다. 건강지수와 행복지수를 단계적으로 높이는 노력이 필요하다.

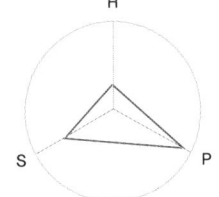

유형 10 : 건강지수와 행복지수는 보통이고 평화지수는 낮은 유형

건강지수와 행복지수는 보통(지수 범위 2.5~3.5)이고 평화지수는 낮은(지수 범위 2.5 미만) 유형으로 우리나라 성인의 3.6%가 이 유형에 속한다. 평화지수를 좀 더 높인 다음 전체 지수를 전반적으로 더 높여가야 한다.

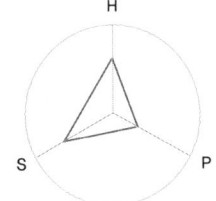

HSP 지수를 높이는 방법

건강지수를 높이는 방법

- 들이쉬는 숨과 내쉬는 숨을 조용히 느끼면서 편안하게 호흡한다. 호흡이 안정되면 눈을 감고 숨을 깊이 들이쉬고 내쉬며 5분간 심호흡을 한다. 심호흡에서 복식호흡, 단전호흡으로 나아갈수록 수승화강 효과가 커져 몸의 기능이 전반적으로 향상된다 (단전호흡에 관한 상세한 정보는 〈단학〉〈운기단법〉 참조).
- 관절과 근육을 유연하게 하는 운동을 한다.
- 몸의 근력을 기르는 운동을 한다.
- 하루 30분 이상 활기찬 걸음걸이로 걷는다(걷기에 관한 상세한 정보는 〈걸음아 날 살려라-장생보법〉 참조).
- 흡연, 음주, 폭식을 삼간다.
- 약물을 남용하지 않는다.
- 잠자리에 드는 시각과 일어나는 시각을 일정하게 유지한다.
- 잠자리에 들기 4시간 전부터는 위장을 비워둔다.
- 뇌파진동으로 자연치유력을 높인다.

행복지수를 높이는 방법

- 웃는다. 이유 없이 그냥 웃는다. 웃으면 뇌내 모르핀이라 불리는 베타엔도르핀의 분비가 촉진되고, 스트레스 호르몬인 코르티솔의 분비가 감소한다.
- 주변 사람들에게 진심 어린 칭찬을 건넨다.
- 감사하는 마음을 갖고 그 마음을 상대방에게 표현한다.
- 미안하다는 말을 미루지 않고 제때에 한다.
- 도움이 필요할 때 도움을 청한다.
- 좋아하는 취미 활동을 한다.
- 자신이 원하는 것이 무엇인지 안다.
- 삶의 목표를 세운다.
- 긍정적인 선택을 한다.
- 주변 사람들과 적극적으로 교류한다.
- 자신감을 키울 수 있도록 작은 목표라도 성취하는 체험을 한다.
- 내가 내 뇌의 주인임을 자각한다.
- 뇌파진동으로 감정을 조절하는 감각을 키운다.

평화지수를 높이는 방법

- 모든 것은 하나로 연결되어 있음을 깨닫는다.
- 나의 선택이 세상을 바꾼다는 믿음은 기대가 아니라 원리임을 안다.
- 다른 사람을 돕는다.
- 사회 문제에 관심을 갖고 문제 해결을 위해 사람들과 연대하여 노력한다.
- 지구환경에 어떤 문제가 있는지 알고, 자신의 생활습관부터 바꿔나간다. 난방 온도 낮추기, 자동차 덜 타기, 쓰레기 배출량 줄이기 등.
- 뇌파진동으로 창조력을 깨운다.

원하는 것을 이루는 뇌의 비밀
뇌파진동

1판 1쇄 발행 2008년 (단기 4341년) 2월 27일
2판 91쇄 발행 2010년 (단기 4343년) 9월 17일
3판 4쇄 발행 2023년 (단기 4356년) 11월 24일

지은이 · 이승헌
펴낸이 · 심남숙
펴낸곳 · (주)한문화멀티미디어
등록 · 1990. 11. 28. 제 21-209호
주소 · 서울시 광진구 능동로 43길 3-5 동인빌딩 3층 (04915)
전화 · 영업부 2016-3500 편집부 2016-3532
http://www.hanmunhwa.com

운영이사 · 이미향 | 편집 · 강정화 최연실 | 기획 홍보 · 진정근
디자인 제작 · 이정희 | 경영 · 강윤정 조동희 | 회계 · 김옥희 | 영업 · 이광우

만든사람들
책임편집 · 이미향 | 디자인 · 이정희 이은경 | 그림 · 이부영

ⓒ이승헌, 2008

HSP, 뇌호흡, 뇌파진동은 등록된 상표입니다.
BOS™, HSP장생보법™
브레인월드는 한문화의 '뇌 전문' 브랜드이며 등록된 상표입니다.

ISBN 978-89-5699-149-8 03510

잘못된 책은 본사나 서점에서 바꾸어 드립니다. 저자와의 협의에 따라 인지를 생략합니다.
본사의 허락 없이 임의로 내용의 일부를 인용하거나 전재, 복사하는 행위를 금합니다.